改善視力+集中力UP！給兒童的每日護眼

這是一本掛在牆壁上每天觀看的同時，就能改善視力的鍛鍊書。一天鍛鍊一項，是指一天做一項能改善視力的鍛鍊。

這本書所集結的鍛鍊方法，你只要觀看，就能放鬆與鍛鍊僵硬的眼周肌肉。無論是哪一項，都是透過繪圖、圖示或文字遊戲，來進行鍛鍊，所以可以開心的進行。肌肉是你不管到幾歲都可以鍛鍊的，由於每天持續進行比較重要，因此，請不要一口氣做完全部的鍛鍊，而是不要間斷的一天鍛鍊一項。

讀書讀累時

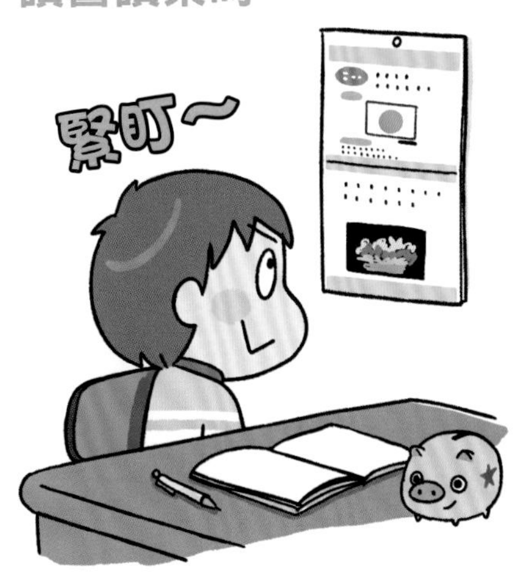

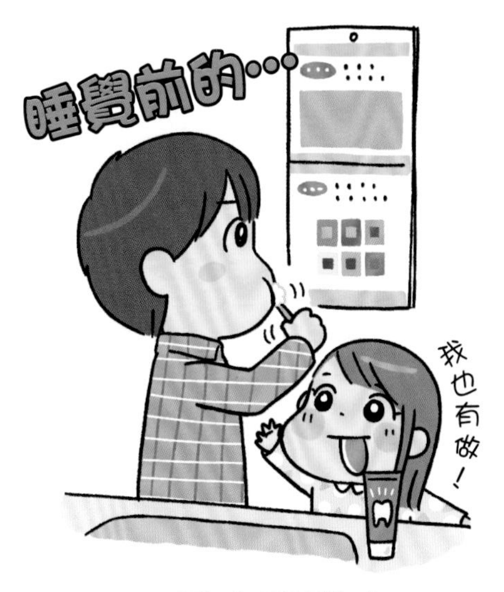

早晚刷牙時

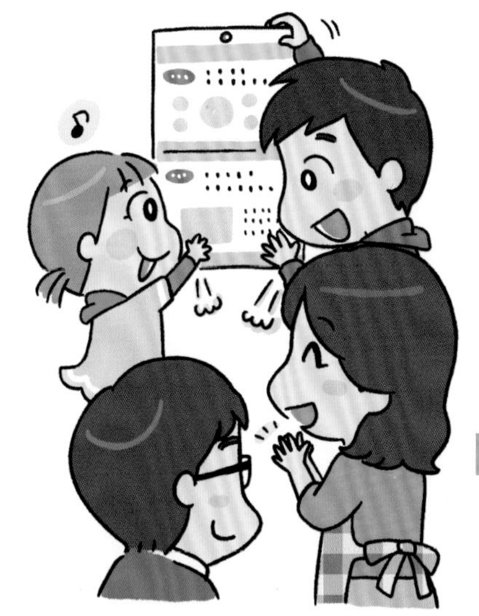

大家一起
限時比賽也很有趣

只要持續看圖案，視力就會變好！

回生眼科院長　**山口康三**

大家知道為什麼我們可以看到遠的或近的東西呢？

為了有助於改善視力，讓我們稍微談一下眼睛的構造吧。下圖所示是眼睛的構造與支撐眼睛的肌肉群。

圖1中的水晶體部分，相當於相機鏡頭的功能，水晶體周圍的睫狀肌可調節「鏡頭」的厚度，以調整焦距。多虧了眼睛周圍的肌肉，我們才得以看遠又看近。

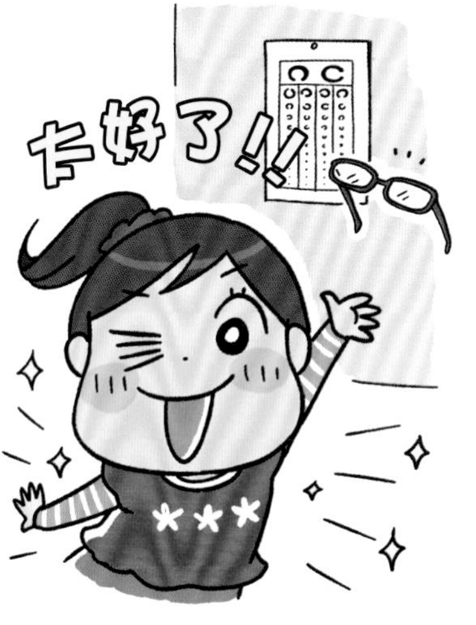

與改善視力有關，眼睛周圍的肌肉與結構

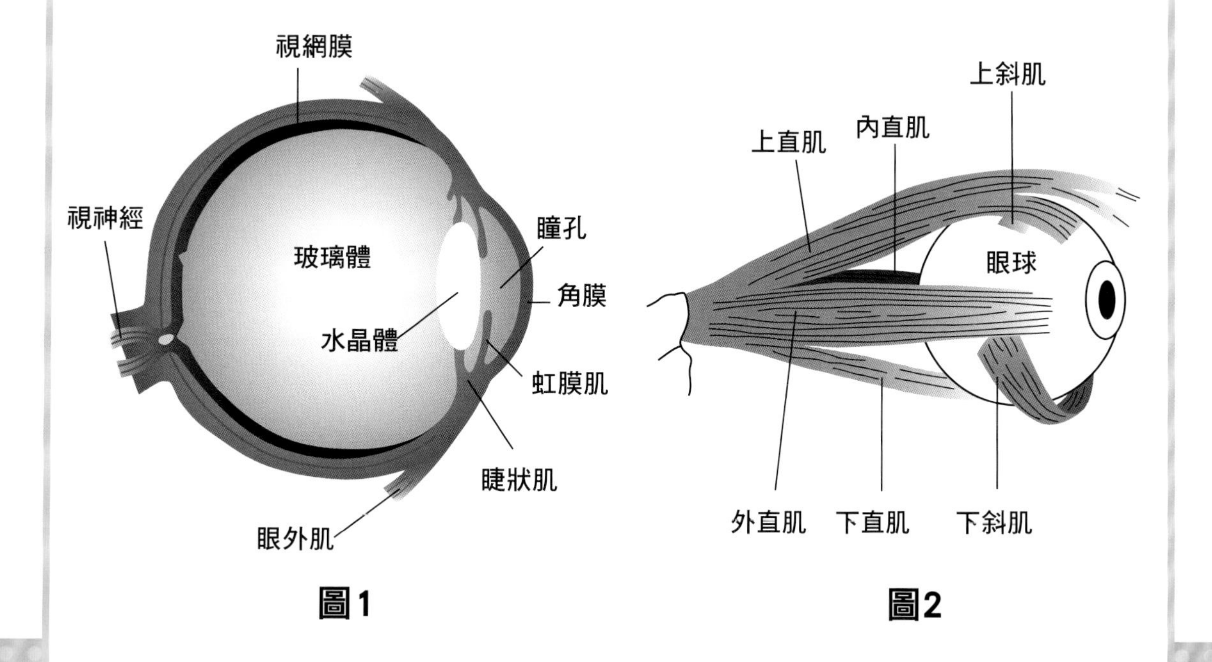

圖1　　圖2

但是，如果只看某個固定距離上的東西，眼睛周圍肌肉就不運作了。若不讓肌肉一下緊張、一下鬆弛的運作，就會衰退。而一直持續只看某固定距離上的東西的狀態，當想要看遠方時，由於肌肉無法順利運作，也就無法調整焦距，視野就會一片模糊了。

看東西時，眼睛周圍的肌肉中還有一個扮演重要角色的虹膜肌。這個肌肉是在調節進入眼中光線的多寡。眼睛適應黑暗時很耗費時間，以及變得難以清楚看見東西，都與虹膜肌的衰退有關。

圖2是眼球周圍的肌肉圖示。這6個肌肉稱為眼外肌，是在協助眼睛的移動。一旦這些眼外肌衰退後，閱讀文字的速度就會變慢，也會變得容易看錯。

這些眼睛周圍肌肉的衰退，就是視力降低的主要原因。但是，如果原因是眼睛周圍肌力不足的話，只要讓這些肌力恢復到原本的狀態，視力就會恢復了。本書用心製作，運用圖案、找出不一樣的遊戲與描繪圖像等簡單又有趣的方法，讓您舒緩與鍛鍊眼睛周圍的肌肉，進而改善視力。只要每天持續進行，就能提高眼睛周圍的肌力，視力也就跟著變好囉。

改善視力的繪圖
也會刺激大腦

看東西時，我們不只是運用眼睛（視力）而已。眼睛獲取到的情報，傳達到大腦，這時大腦會加以修整或補正，就成了我們所看到的影像。

左右眼是分開的狀態，所以兩眼原本各自看到的東西會有些錯開。但是，大腦會做調整，使我們看到合而為一的東西。因此，像這樣在看東西時，也會運用到「大腦的功能」。也就是說，本書在促使視力的提升時，同時提升了大腦的功能，如專注力、判斷力等各種功能，也隨之提升。

提升對光線明暗的切換能力，也能消除疲勞

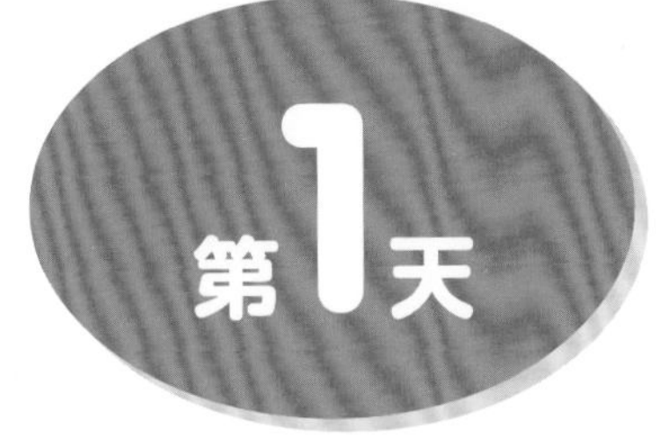

只要觀看對比色

做法

①這裡有6組黃與藍、綠與紫等對比色組合的四角形。請依序各看5秒，並感受這些四角形的色彩明暗。

②接下來，請依序每組各看10秒。

③藉由一一觀看對比色（對比強烈），提高對明暗光線的切換能力。

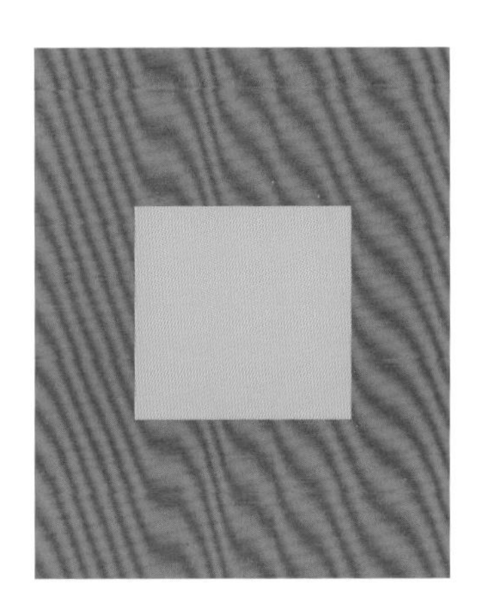
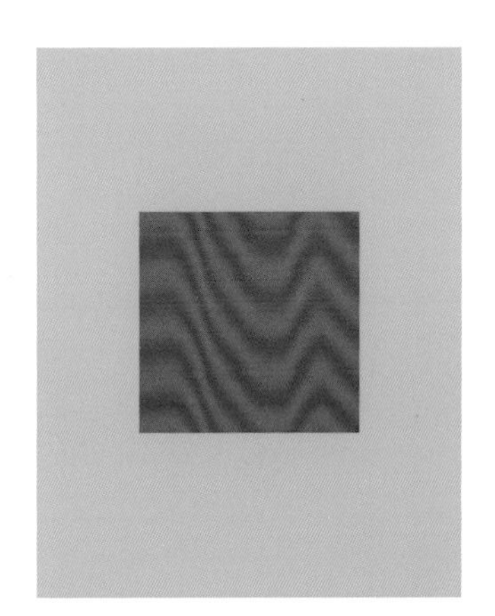

提升對光線明暗的切換能力，也能消除疲勞

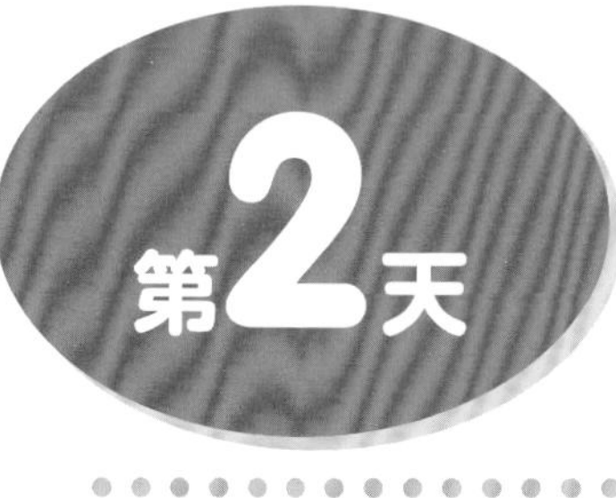

彩色殘影的鍛鍊

做法

①請不要轉移視線，緊盯著圖片看30秒鐘，之後閉上眼。

②如果看到青綠色的圓變成紅色的圓，也就是「日本國旗」，代表這個殘影的鍛鍊有成功。無論怎麼做都沒看到紅色圓圈的人，請試著將看圖片的時間延長為1分鐘。

正確的顯影在第44頁

彩色殘影有助於視力的理由

大家有沒有過這樣的經驗，看了強光後，經過一段時間，光影仍會映照在眼睛裡，這道光影就是殘影。事實上，殘影的顏色與你看到的物品顏色，有所不同。由於眼睛的運作方式，實際的顏色與殘影的顏色是如右圖的互補色（色相相反）關係。例如，由於紅色與青綠色是互補色關係，當緊盯上圖的青綠色圓圈約30秒，閉上雙眼後，就會浮現出紅色的圓圈。為了看到殘影，神經會變得敏銳，專注於看圖。而集中精神，能活化眼睛與大腦，與改善視力息息相關。

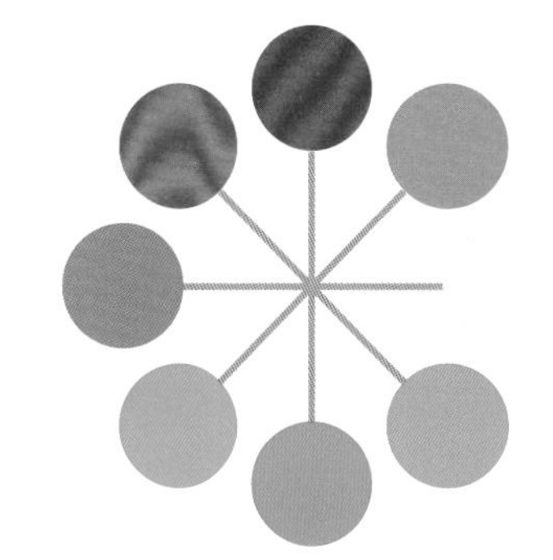

這些顏色之間有互補色（色相相反）關係：
●紅⟷●青綠、
●橘⟷●藍、　黃⟷●紫、
●綠⟷●粉紅

彩色殘影的鍛鍊

做法

①請不要轉移視線，緊盯著照片看30秒鐘，之後閉上眼。

②浮現在眼前的殘影，應該會是變得很漂亮的照片。

③無論怎麼做都看不到的人，請試著將看照片的時間延長為1分鐘。

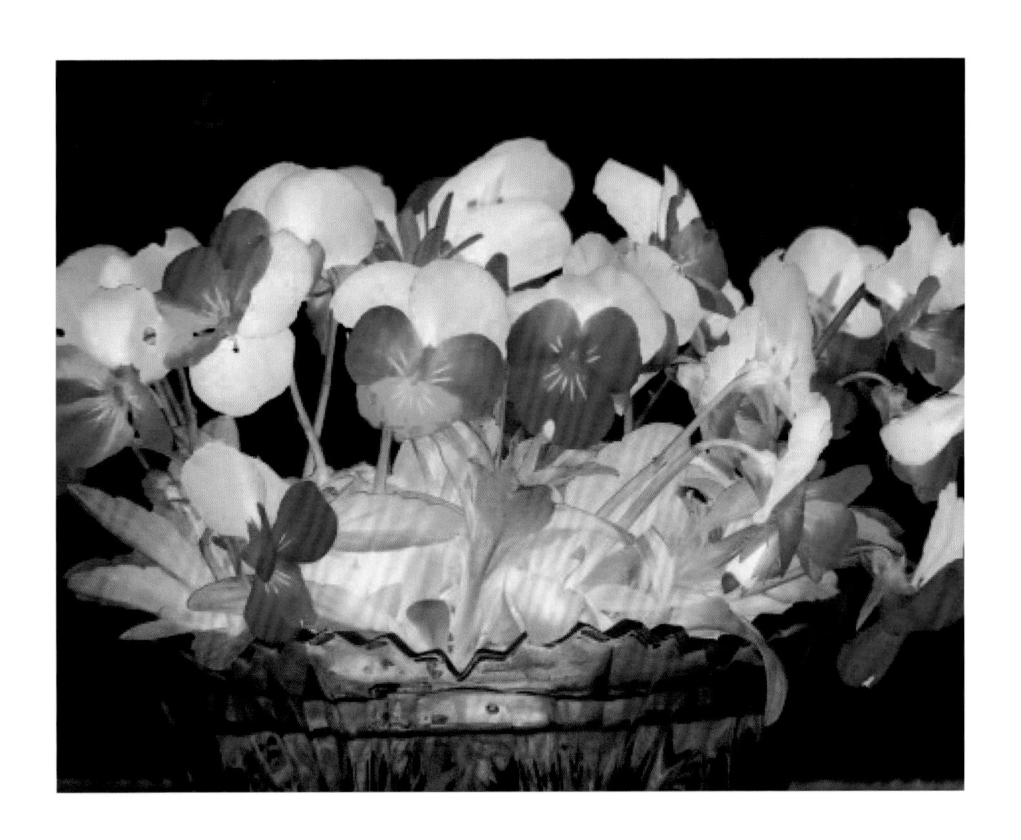

正確的顯影在第44頁

提升對光線明暗的切換能力，也能消除疲勞

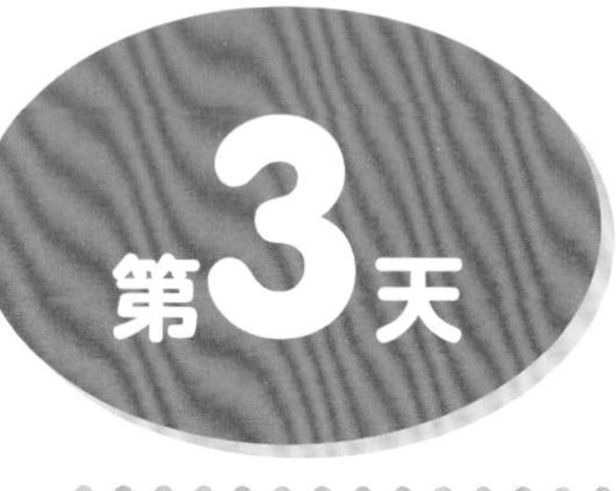

第3天 彩色殘影的鍛鍊

做法

①請不要轉移視線，緊盯著照片看30秒鐘，之後閉上眼。

②浮現在眼前的殘影，應該會是變得很漂亮的照片。

③無論怎麼做都看不到的人，請試著將看照片的時間延長為1分鐘。

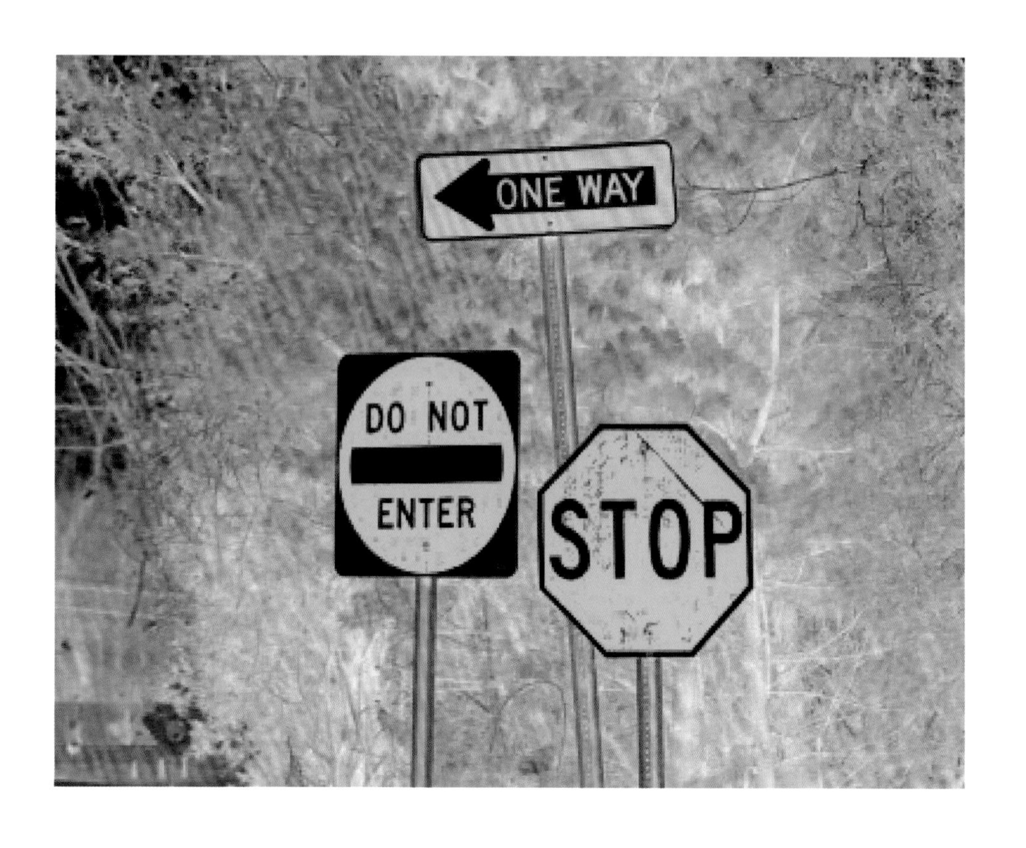

正確的顯影在第44頁

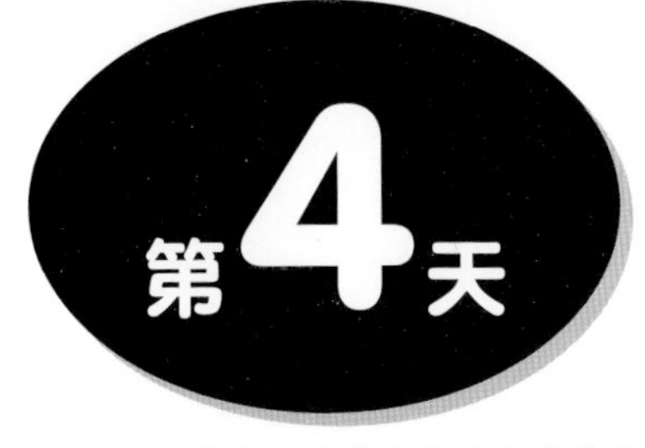

找出不一樣的

做法

①這4張圖中，只有1張和其他3張的圖形不一樣。
請回答是哪一個英文字母的圖形。

限定時間：20秒

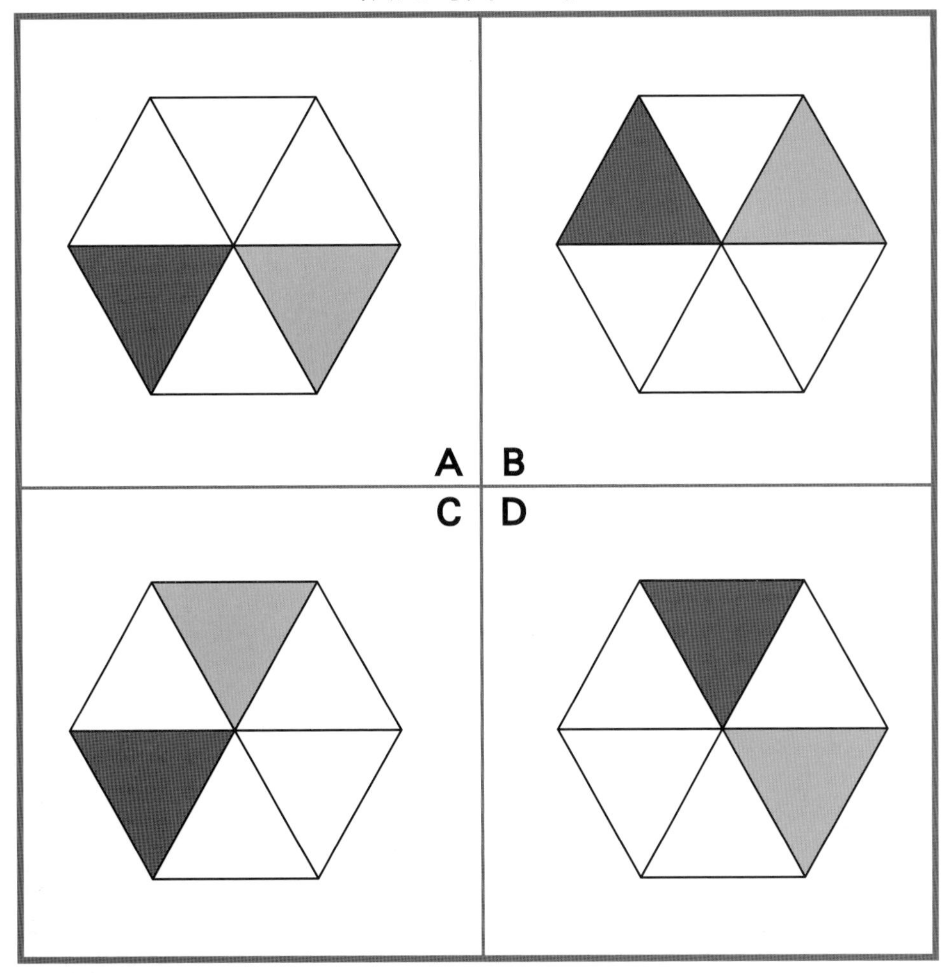

正確解答在第44頁

第5天 尋找數字

做法

①這裡有打散的數字1到50。請不要動頭部，只動眼睛，在3分鐘內依序找出數字。
這是種使眼外肌以上下左右傾斜的方式來移動的鍛鍊。

②如果對於依序尋找從1到50的數字已經熟練的話，請改為尋找從50到1的數字。

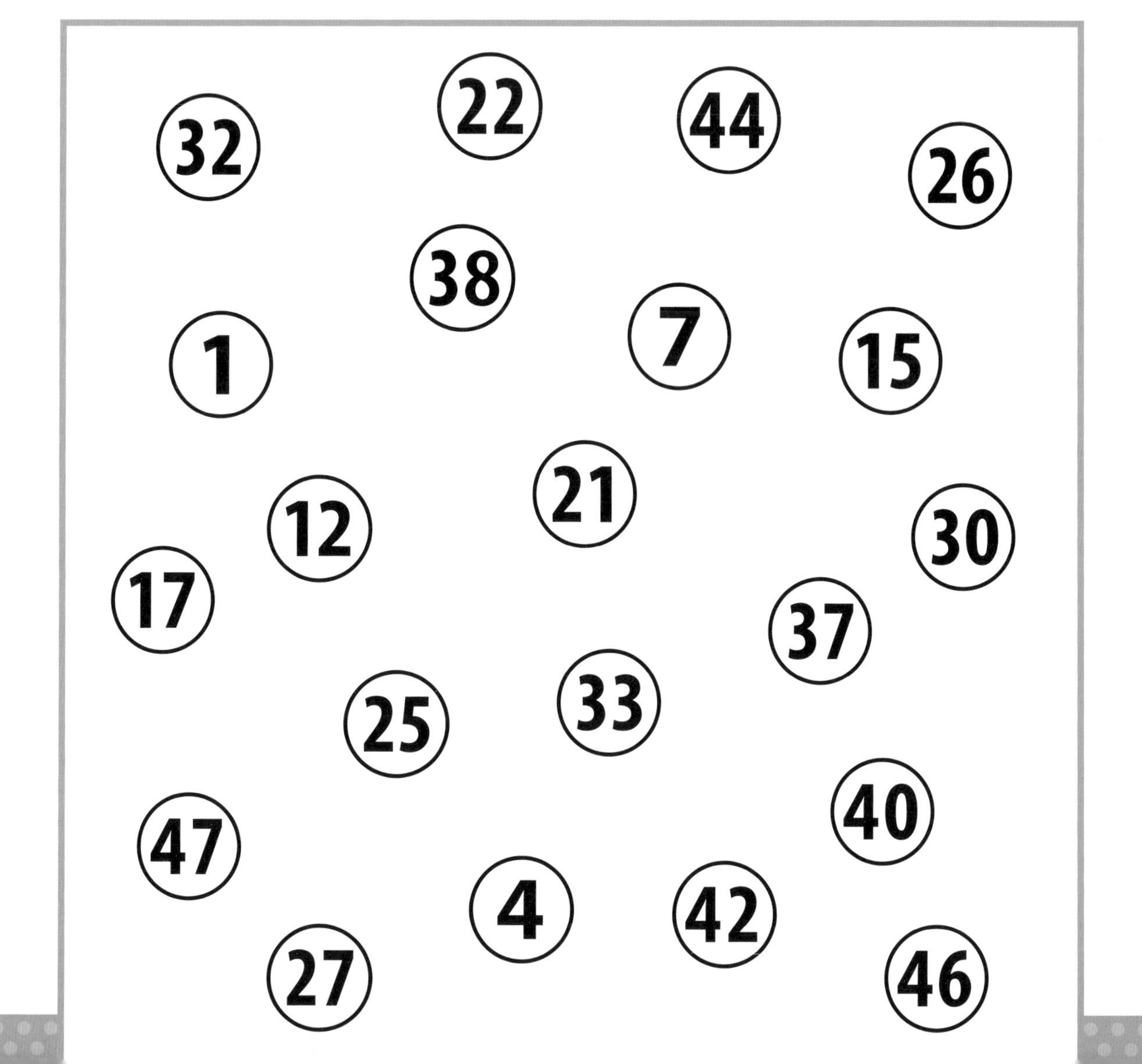

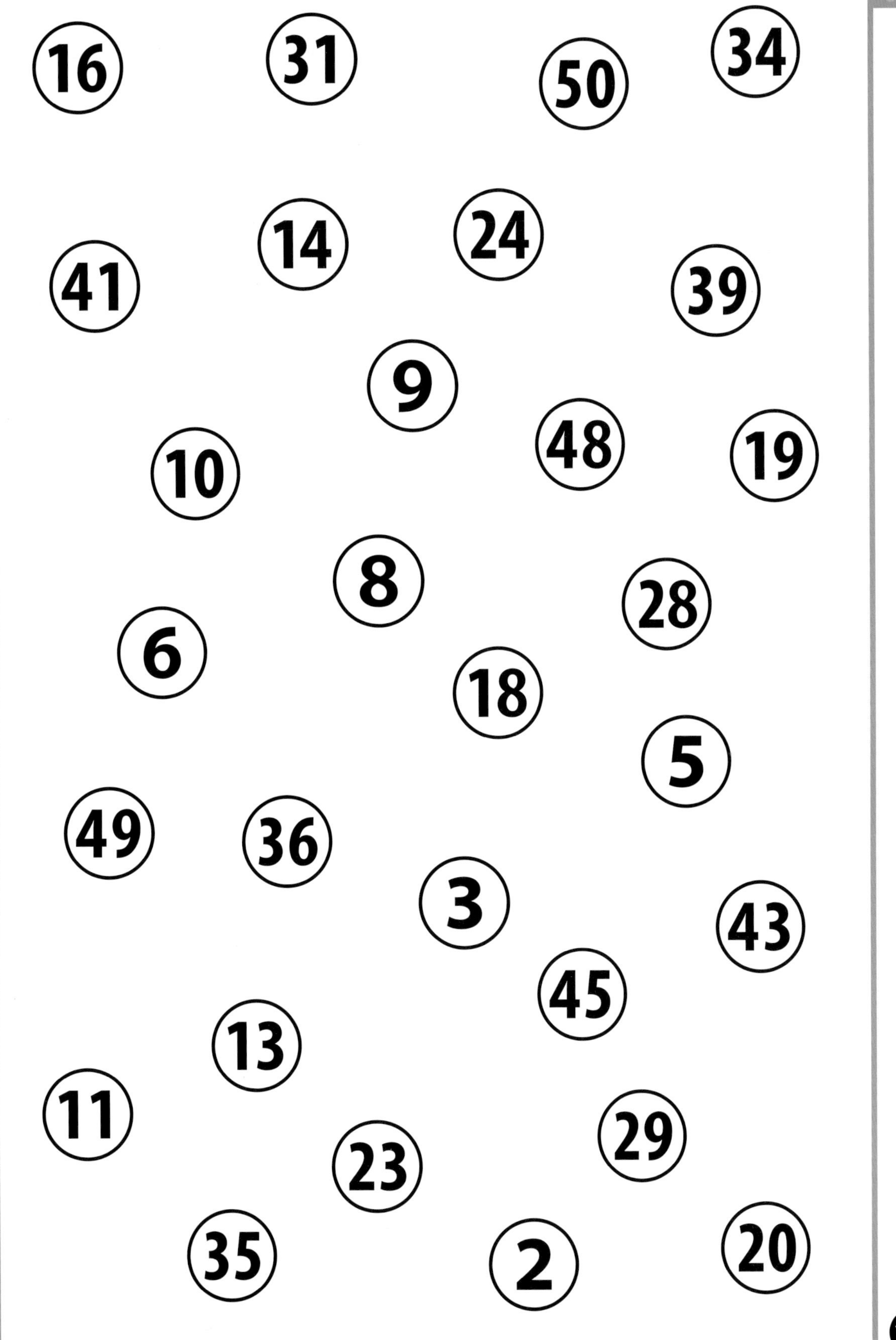
16
31
50
34
14
24
41
39
9
48
19
10
8
28
6
18
5
49
36
3
43
45
13
11
29
23
35
2
20

鍛鍊眼睛周圍的肌肉，改善視力，解決散光問題

第6天 沿著曲線

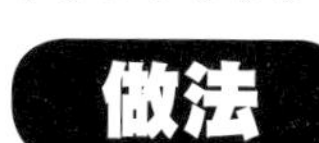

①請將臉和圖拉開約30～50公分的距離，頭部不要動，只用眼睛依照❶到⓬的數字順序沿線移動。

②限定時間為10秒，原則上早晚各進行一次。

③如果已經熟練的話，請盡量加快視線移動的速度。

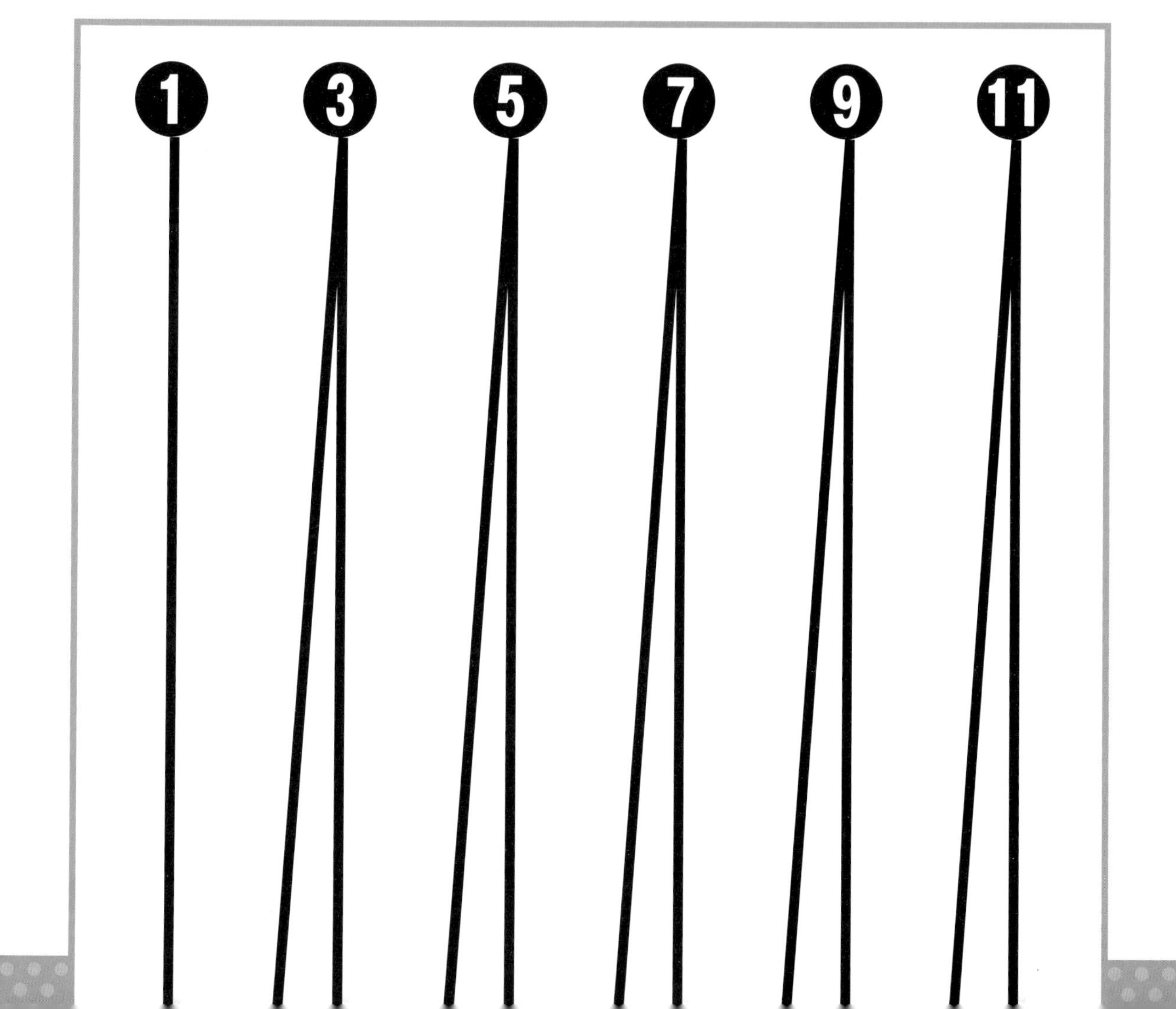

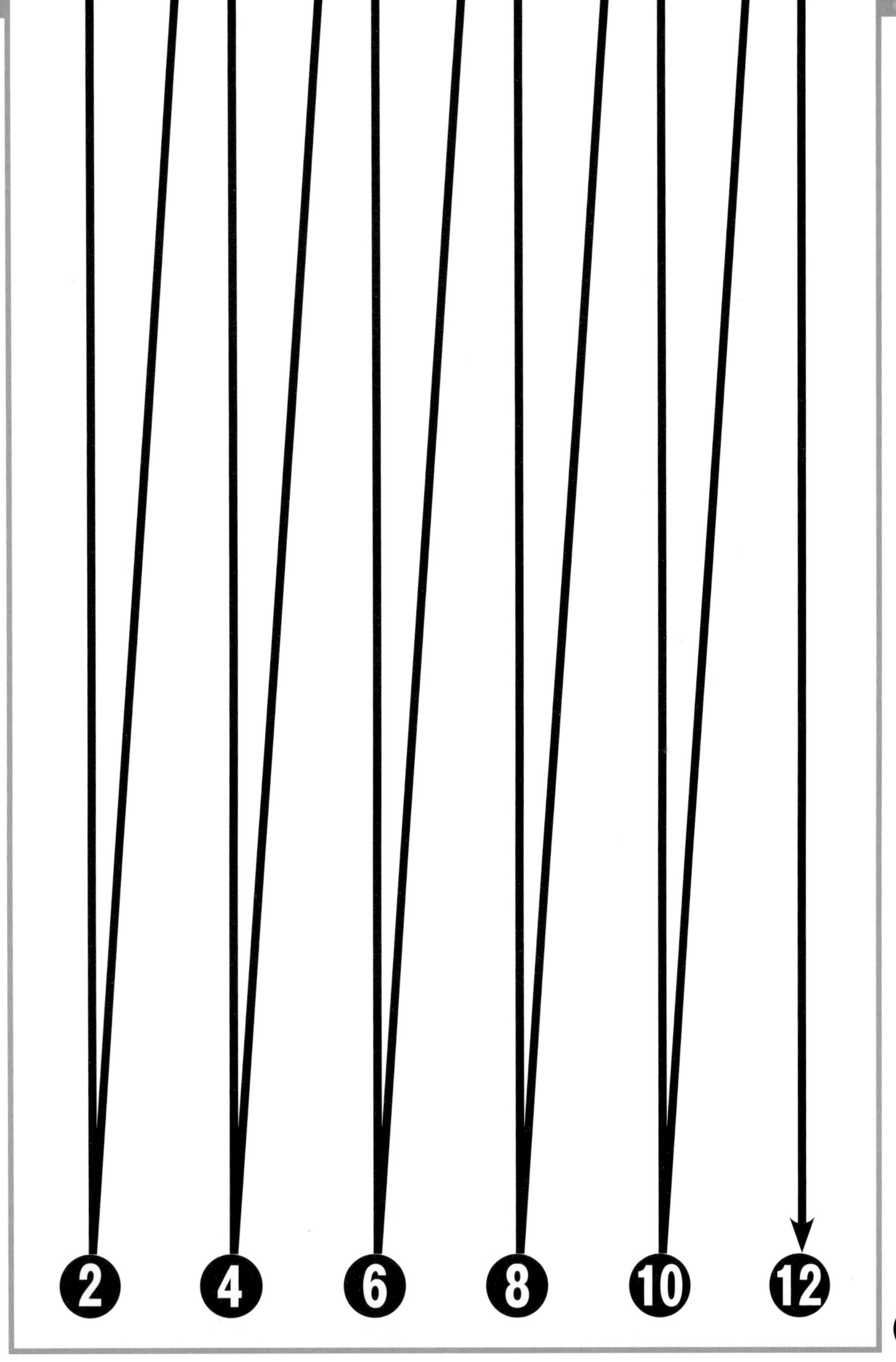
2
4
6
8
10
12

提升對光線明暗的切換能力，也能消除疲勞

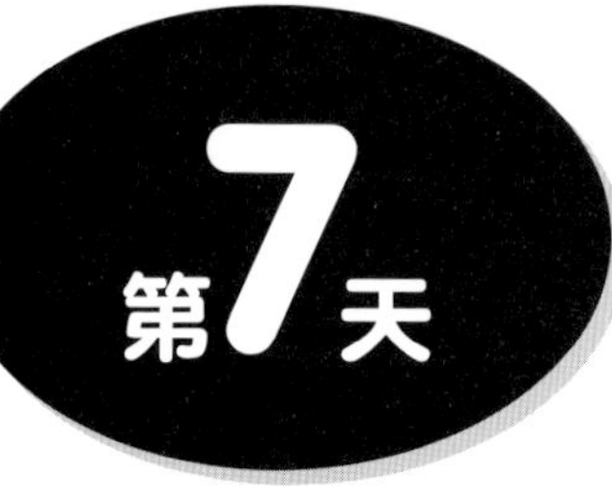

第7天 殘影的鍛鍊

做法

眺望方式與第8頁介紹過的彩色殘影鍛鍊不同。

請在閱讀完下列的做法後，試著做看看。

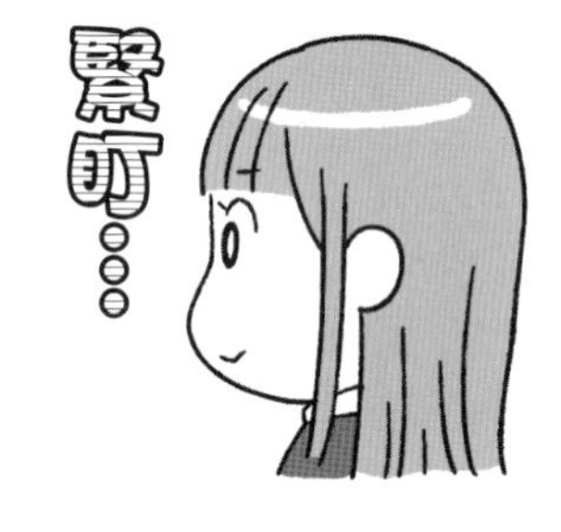

① 緊盯圖的中心位置，大約20秒。
由於要熟記圖案，請不要間斷地持續觀看。

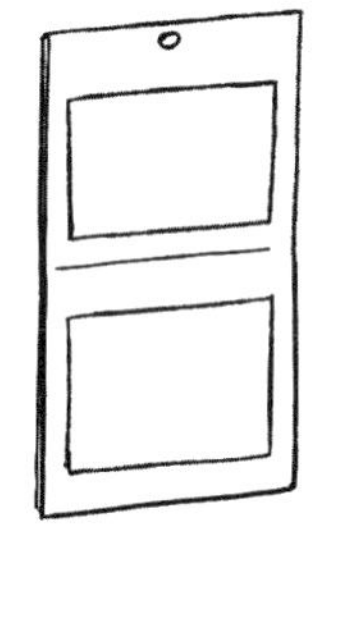

② 緊盯約20秒後，請閉上眼睛。
之後，眼前會浮現出淡淡的殘影（黑白顛倒的圖）。

※由於圖片的不同，有些圖片的殘影會明顯浮現，有些則要等比較久才會浮現殘影。

殘影會像這樣子浮現在眼前

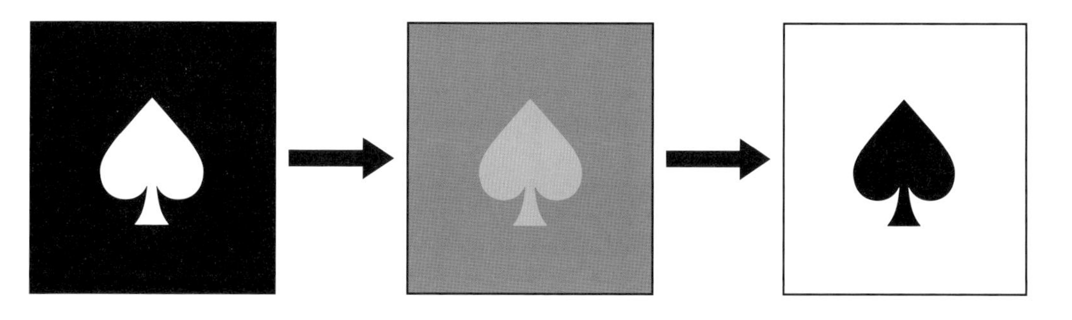

做法

①緊盯圖畫的中心位置，大約20秒。

②閉上眼睛後，確認看看眼前有沒有浮現色彩顛倒的櫻花。

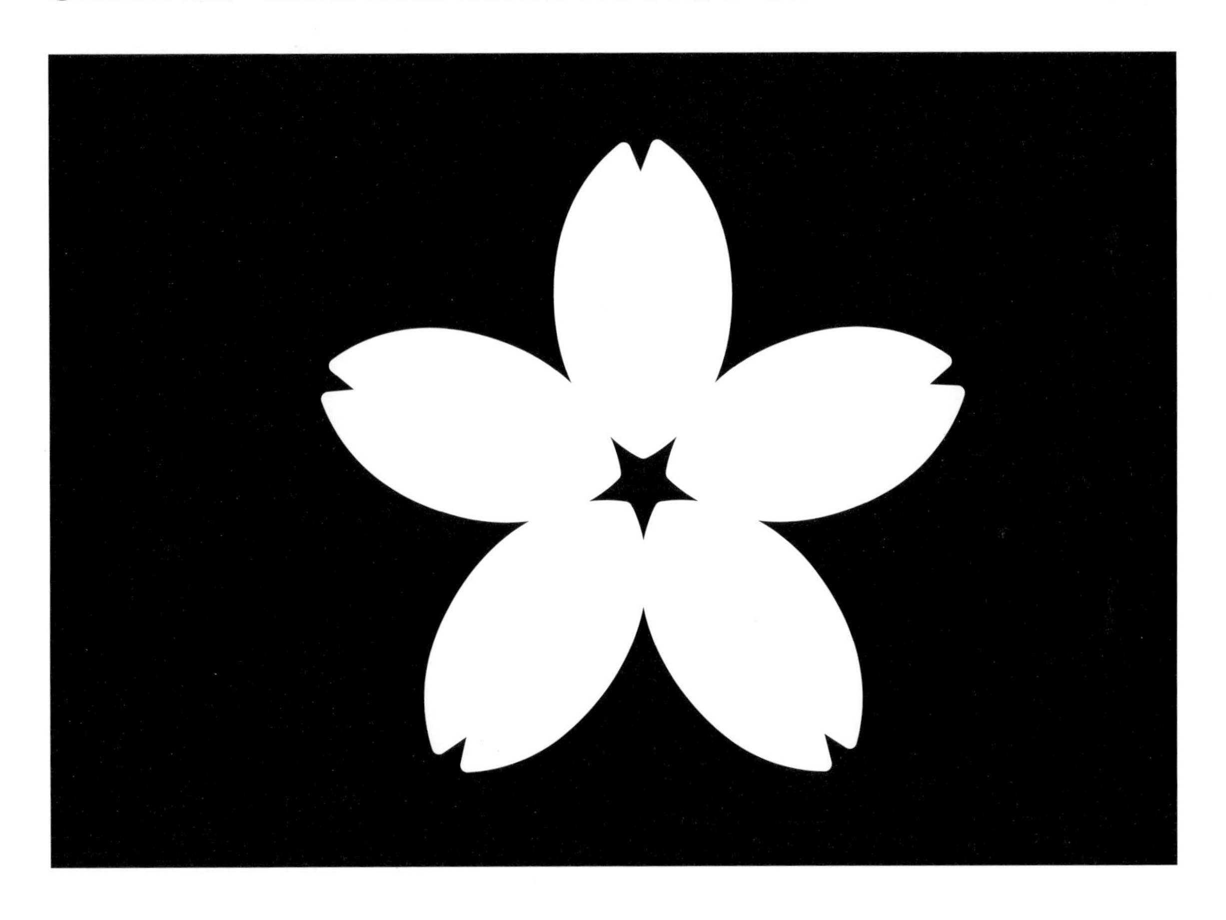

正確的顯影在第44頁

鍛鍊眼睛與大腦的2種識別能力，也鍛鍊專注力

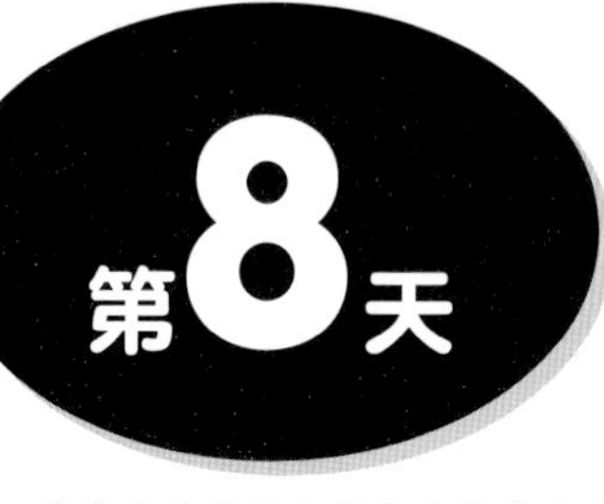

找出不一樣的

做法

①站在可以清楚看見圖形的位置。請不要動頭部，僅用眼睛看著圖形。

②這4張圖中，只有1張和其他3張的圖形不一樣。請回答是哪一個英文字母的圖形。

限定時間：20秒

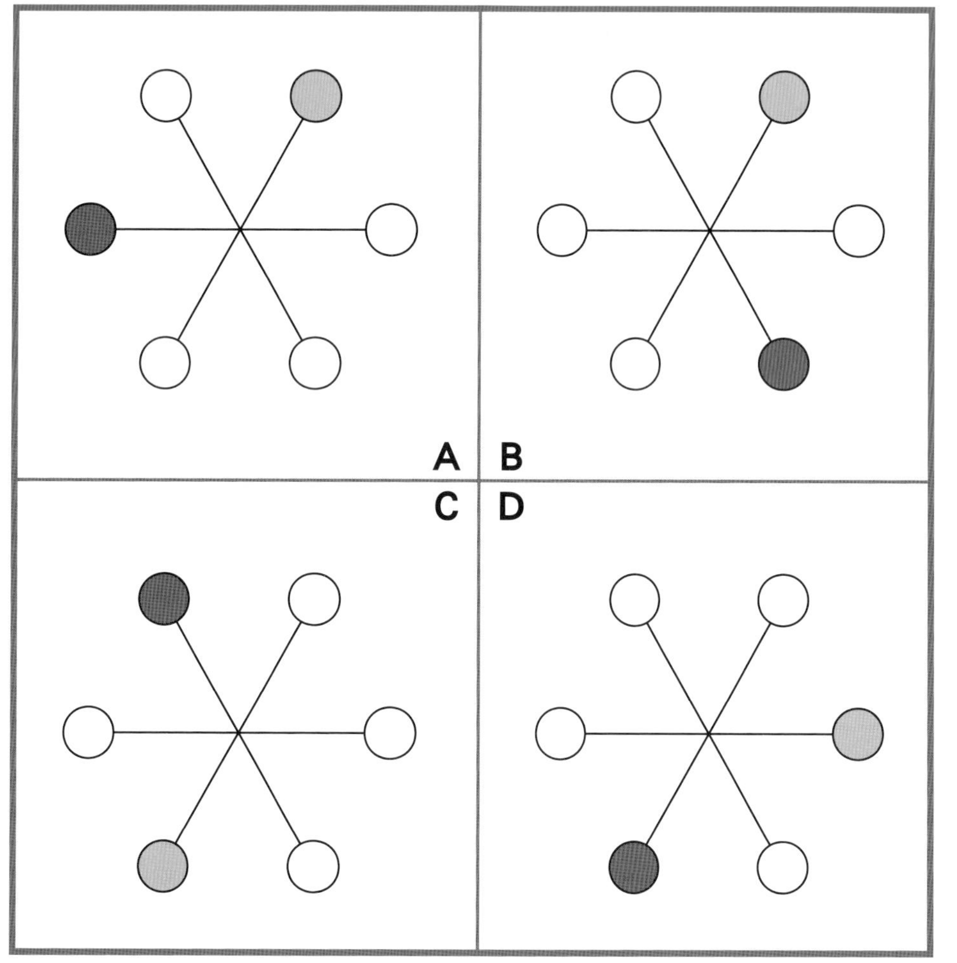

正確解答在第44頁

第9天 尋找圖形

做法

①站在可以清楚看見圖形的位置。請不要動頭部，僅用眼睛看著圖形。

②這8張圖中，只有2張是相同圖形。請回答是哪2個英文字母的圖形。

限定時間：40秒

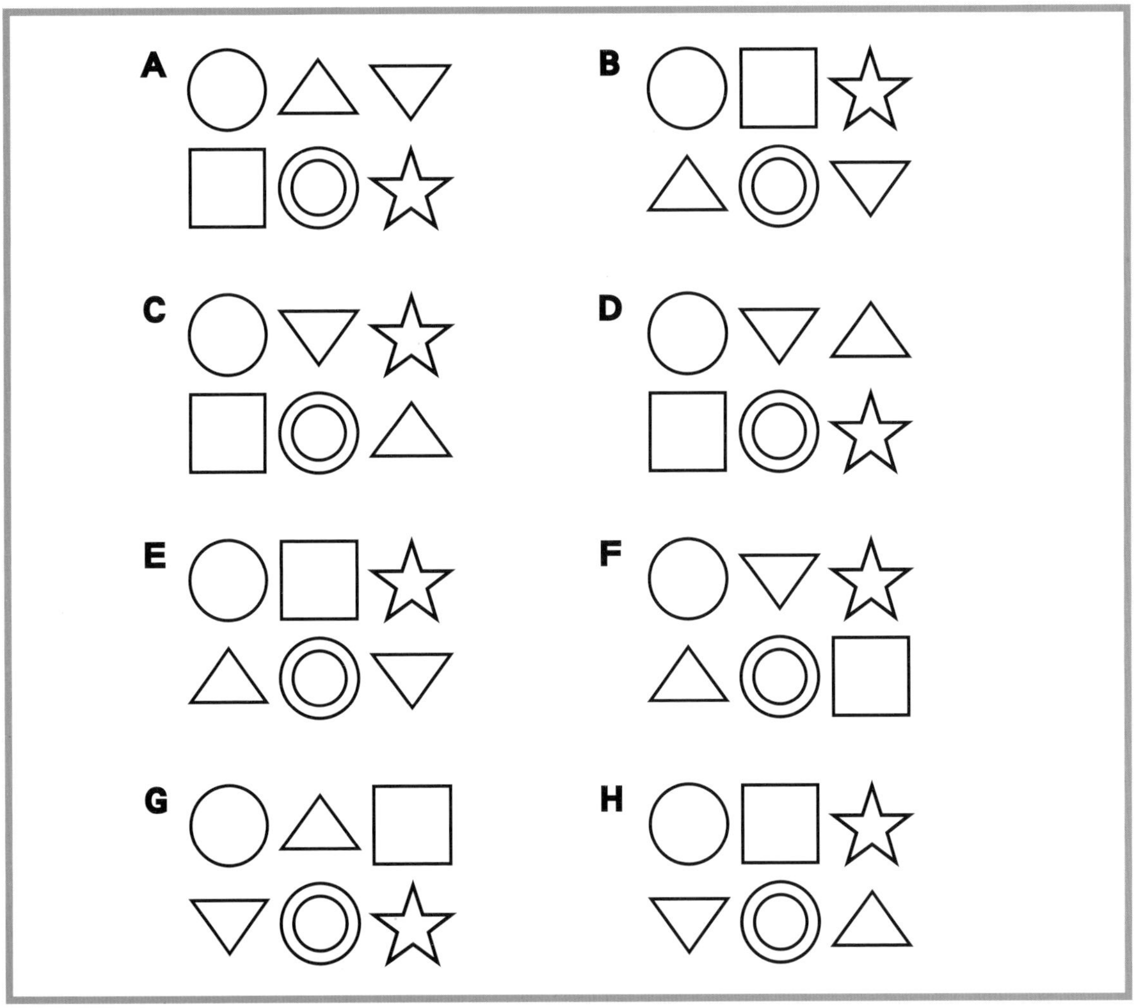

A ○△▽ □◎☆

B ○□☆ △◎▽

C ○▽☆ □◎△

D ○▽△ □◎☆

E ○□☆ △◎▽

F ○▽☆ △◎□

G ○△□ ▽◎☆

H ○□☆ ▽◎△

正確解答在第44頁

第10天 尋找數字

做法

①這裡有打散的數字1到40。請不要動頭部，只要動眼睛，在3分鐘內依照順序找出數字。這是種使眼周的6條肌肉以上下左右傾斜的方式來移動的鍛鍊。

②如果對於依序尋找從1到40的數字已經熟練的話，請改為尋找從40到1的數字。

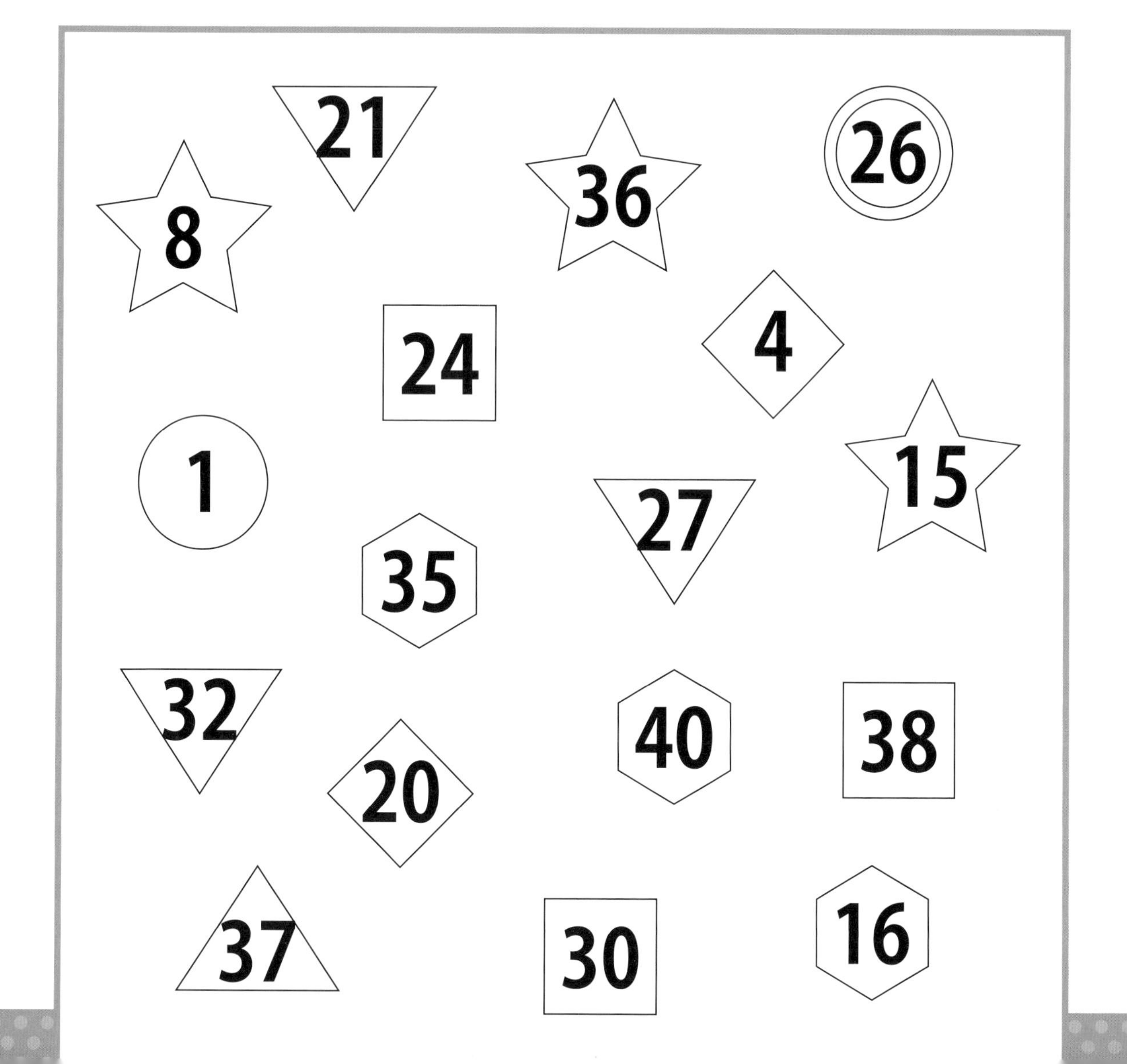

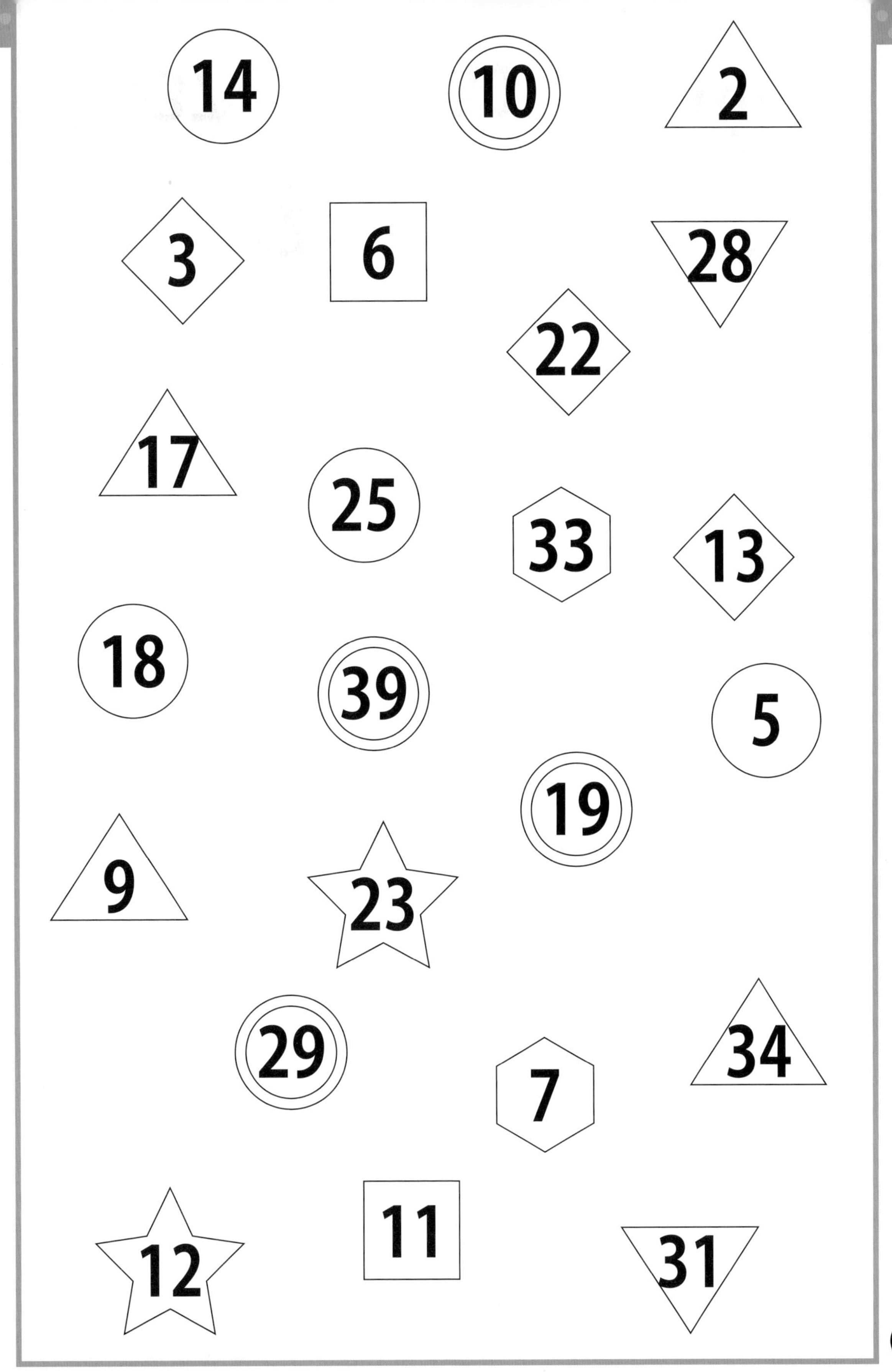
14
10
2
3
6
28
22
17
25
33
13
18
39
5
19
9
23
29
34
7
12
11
31

第11天 雙重殘影

做法

① 首先，看上面的圖案約30秒。這時，請不要轉移視線，緊盯圖案的中心位置。

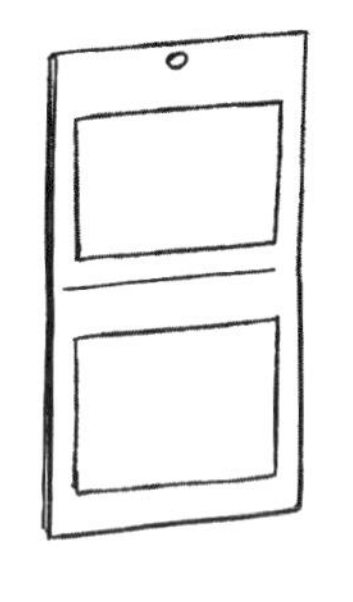

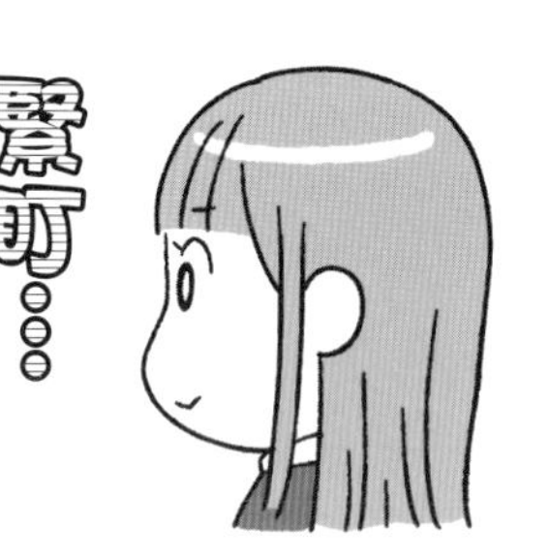

② 接著，請將視線移到下面的圖案。這時，請不要轉移視線，緊盯圖案的中心位置。之後，應該會看到上圖（黑白顛倒的狀態）出現在下圖中。※看不太到殘影的人，請延長看圖案的時間。

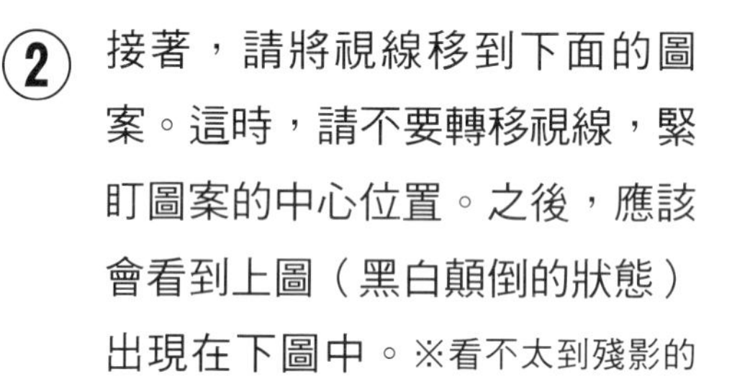

會看見這樣的圖案

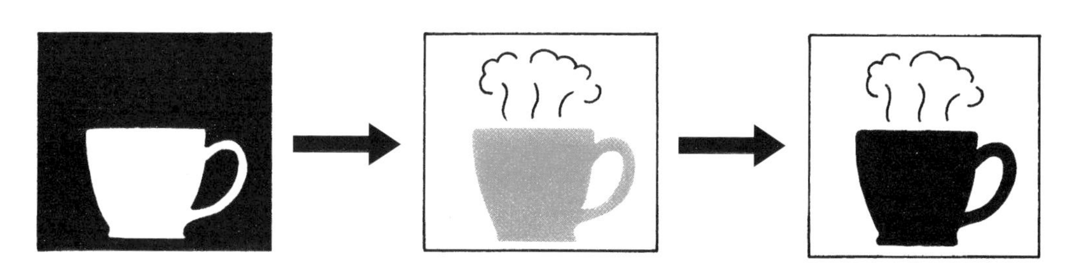

做法

①這裡有杯子和熱氣的圖案。首先，請看著杯子的圖約30秒後，將視線移到熱氣的圖。
之後，就可以看見杯子上冒著熱氣的圖案。

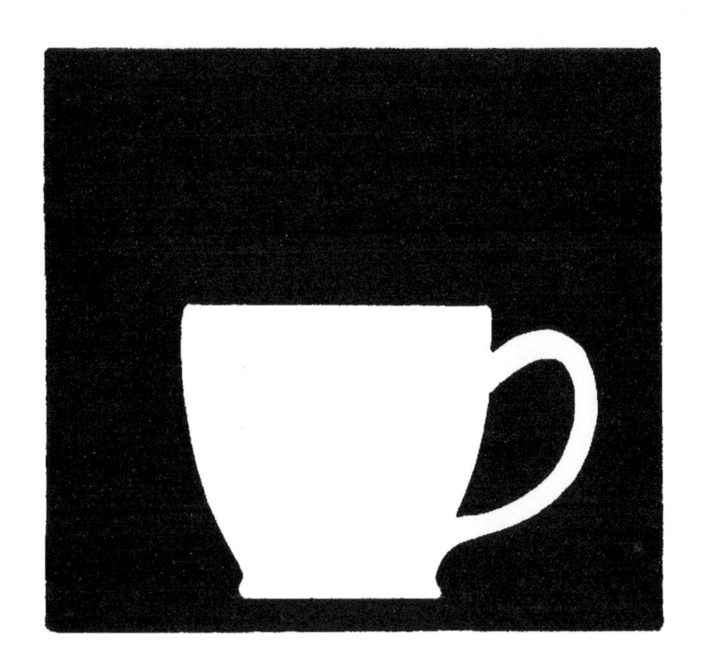

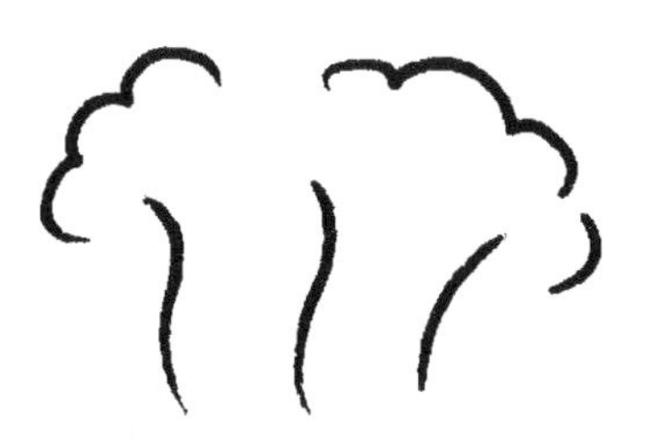

正確的顯影在第44頁

鍛鍊眼睛周圍的肌肉，改善視力，解決散光問題

第12天 描繪季節圖案

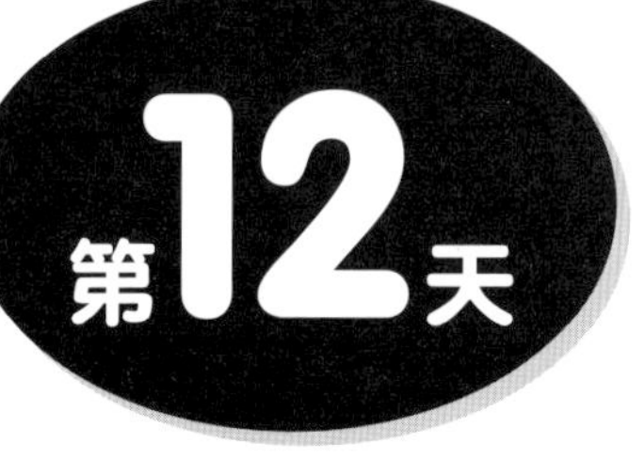

做法 如果有戴眼鏡或隱形眼鏡的人，請拿掉眼鏡，以裸視來進行。

①將視線對在自己臉部的中心與季節圖案的中心之相對位置，這時，「季節圖案」與臉的距離大約相距50公分。

②用手遮住一隻眼睛，頭部不要動，單眼以順時針描繪圖案。描繪1圈後，改用逆時針再描繪1圈，這樣合起來為1組。以這樣的步驟，早晚兩眼各做1組。

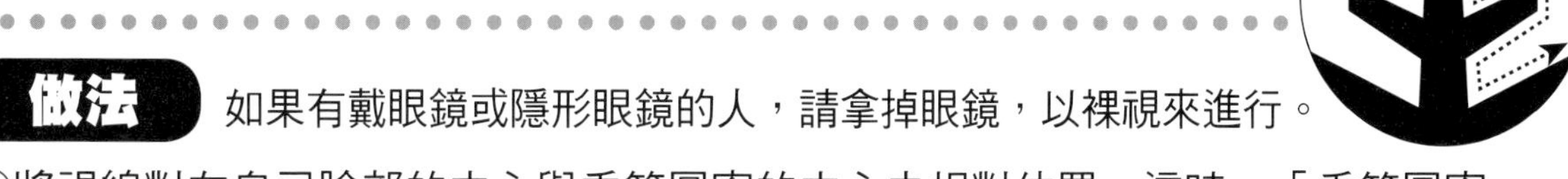

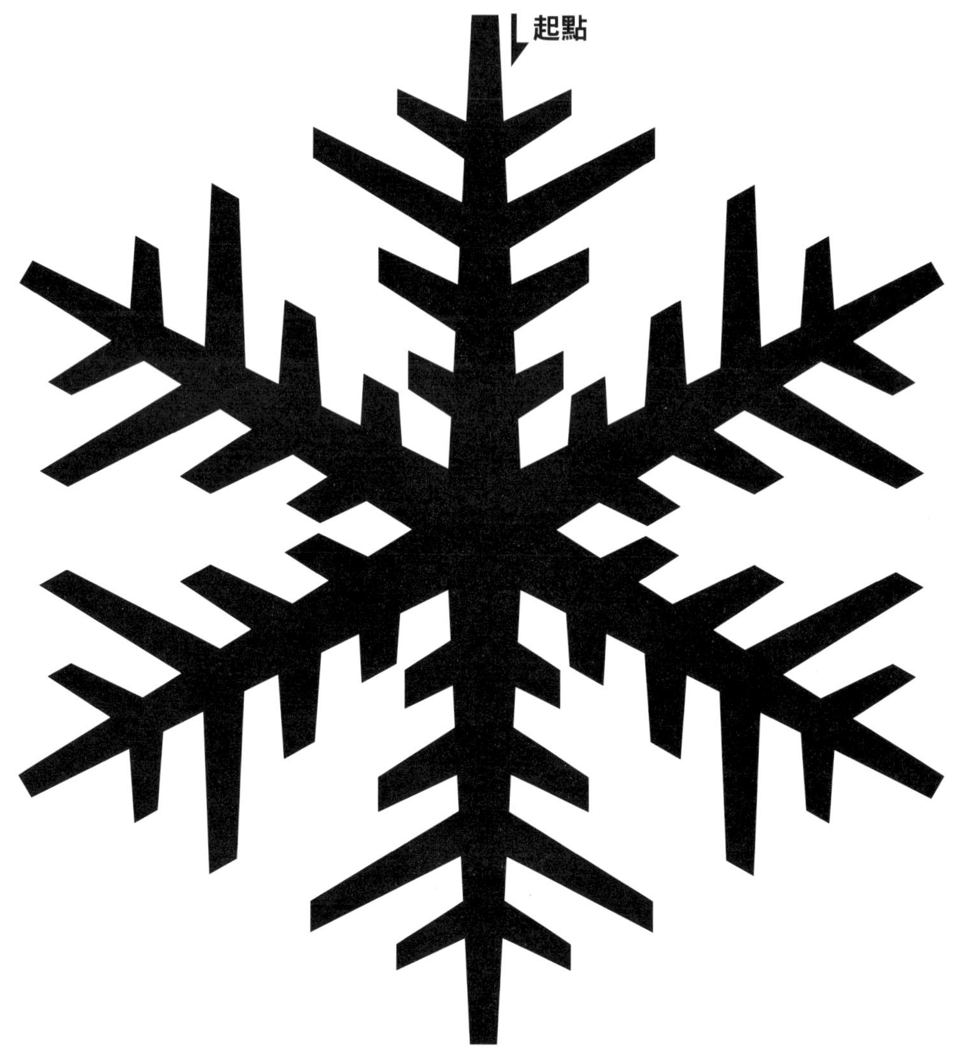

第13天 尋找圖形

做法

①這8張圖中，只有2張是相同圖形。請不要動頭部，僅移動眼睛，並回答哪2個英文字母的圖形是相同的。

限定時間：40秒

A

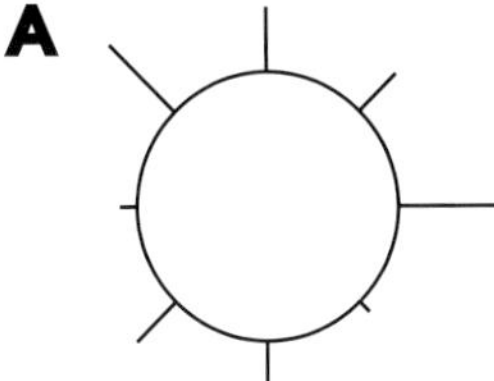

B

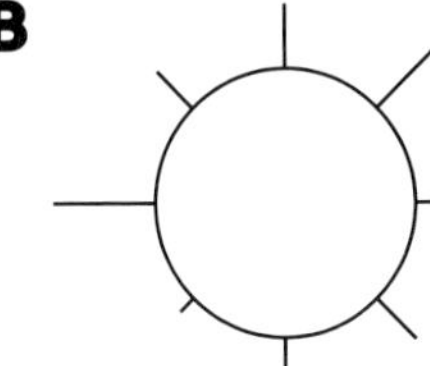

C

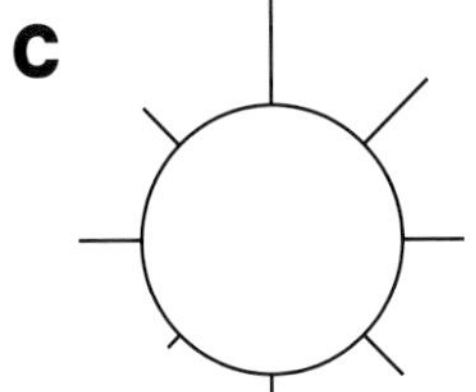

D

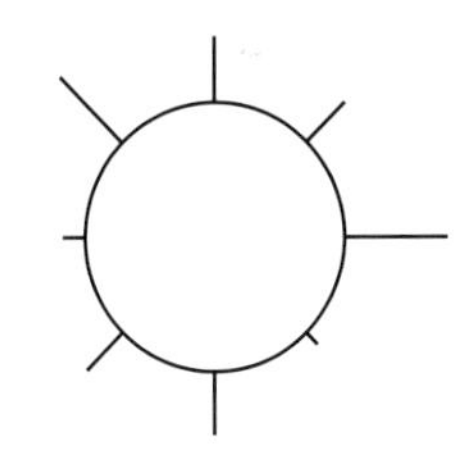

E

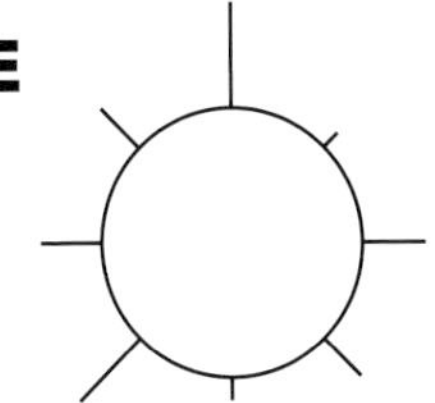

F

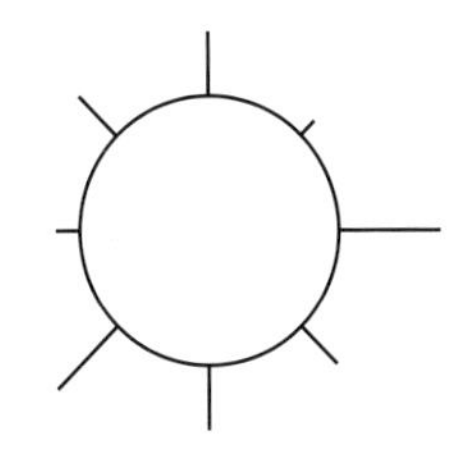

G

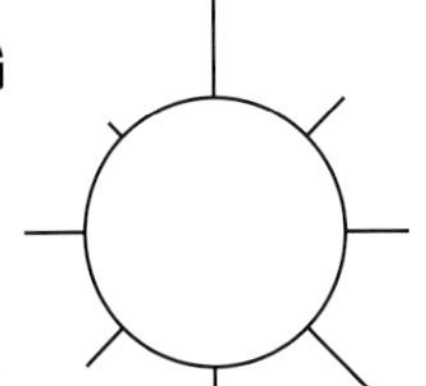

H

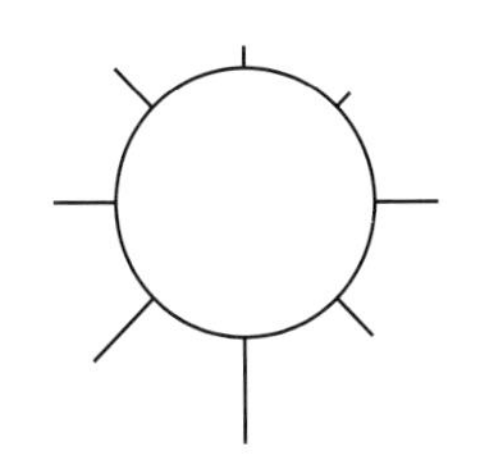

正確解答在第44頁

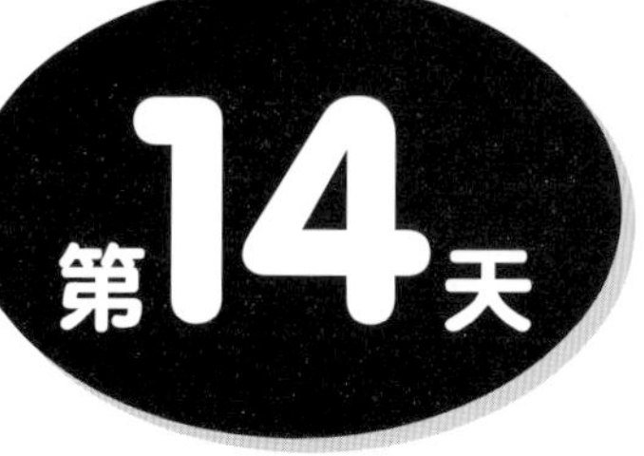

來讀平面上有遠有近的字母

做法

①在限定時間60秒內，頭部不要動，僅用眼睛依照順序尋找大寫英文字母及小寫英文字母。※C、O、P、S、V、Z因大小寫相似只呈現一次。

②如果在60秒內找完，接下來試著用眼睛拼湊出「Down」等想到的詞彙。

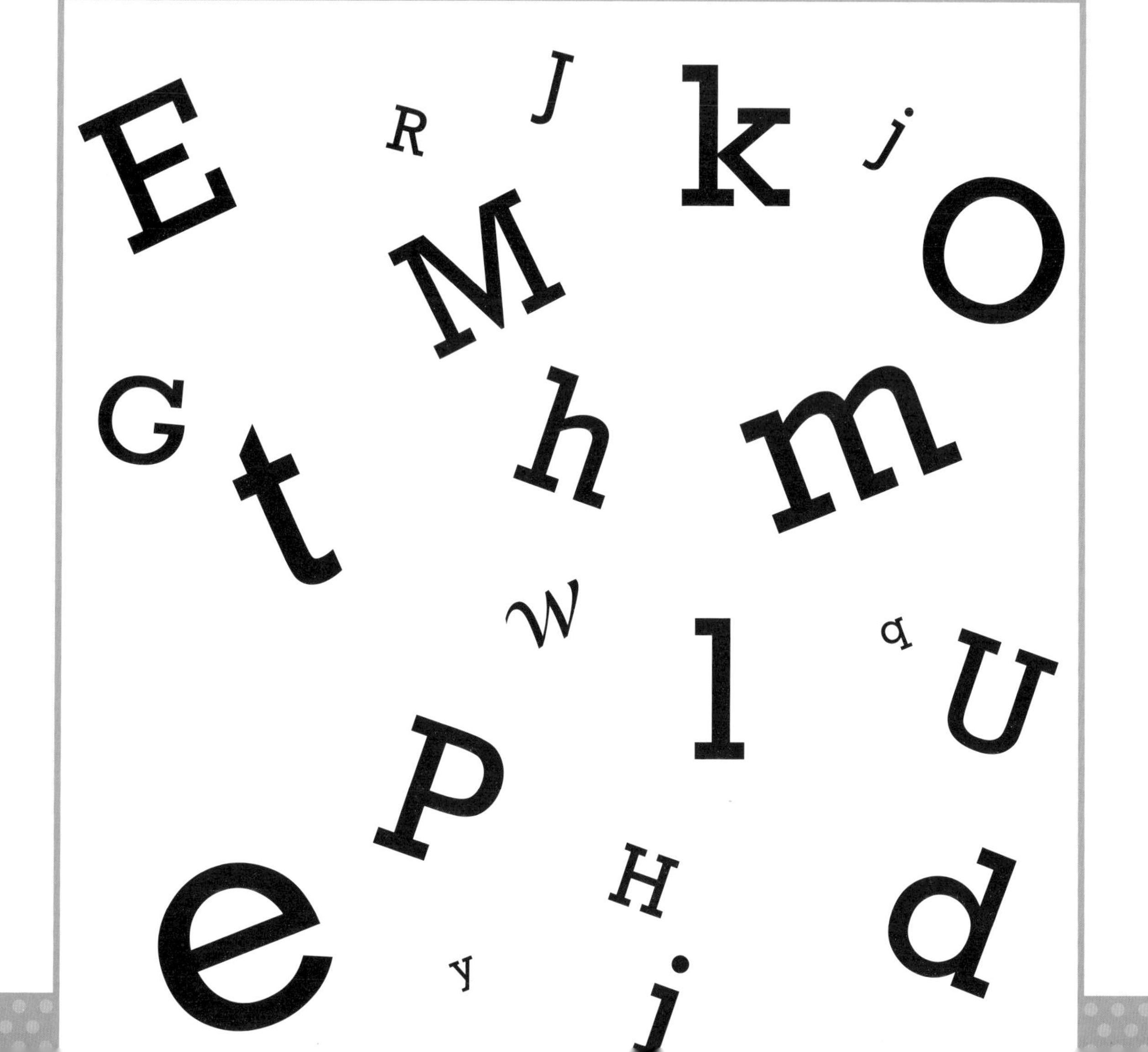

Z
b u T
g K
B Q
S
r V
N X
n
I A
D L
a W x
C
F Y f

鍛鍊**眼睛**與**大腦**的**2種識別能力**，也鍛鍊**專注力**

第15天 雙重殘影

做法

①這裡有滿月和窗戶的圖案。首先，看著滿月約30秒後，將視線移到下面的窗戶。

之後，你會看見窗外的夜空中掛著滿月。

※看不太到殘影的人，請延長看圖案的時間。

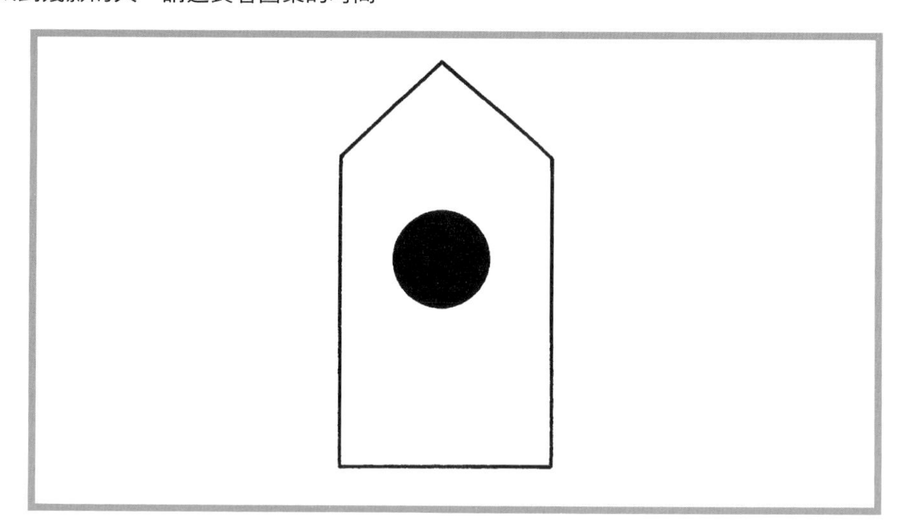

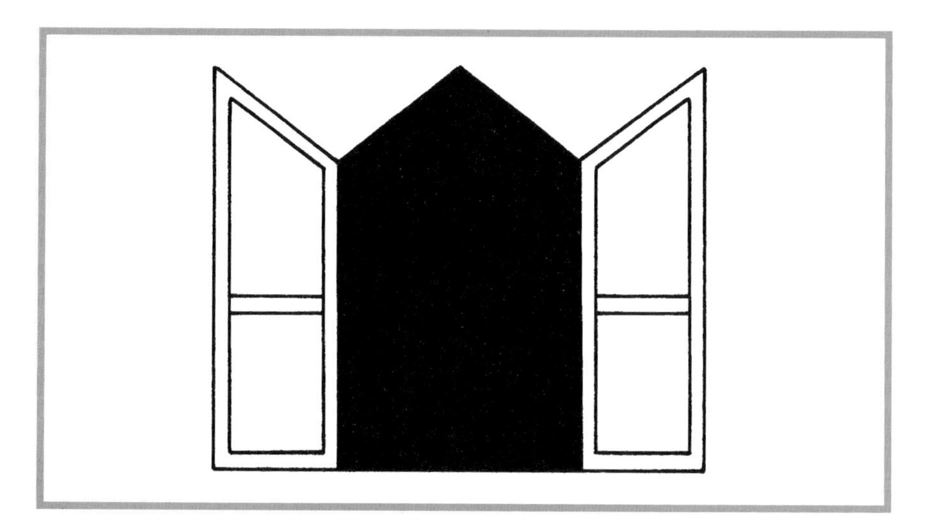

正確的顯影在第44頁

第16天 尋找圖形

做法

①這8張圖中，只有2張是相同圖形。請不要動頭部，僅移動眼睛，回答哪2個英文字母的圖形是相同的。

限定時間：40秒

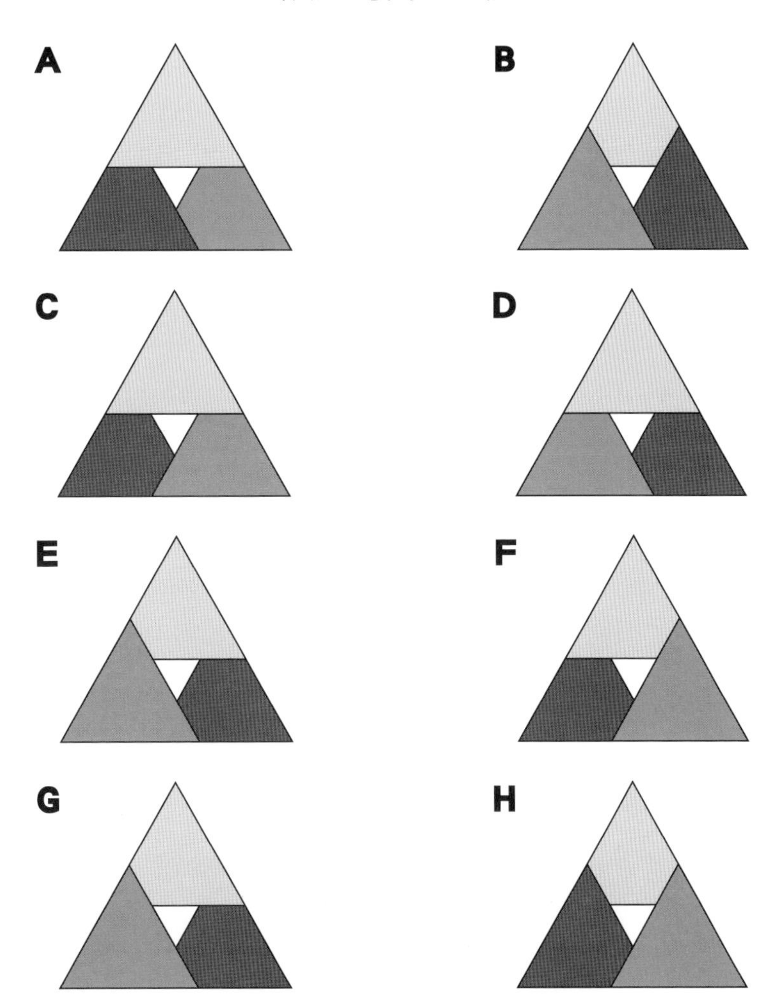

正確解答在第44頁

鍛鍊**眼睛**與**大腦**的**2種識別能力**，也鍛鍊**專注力**

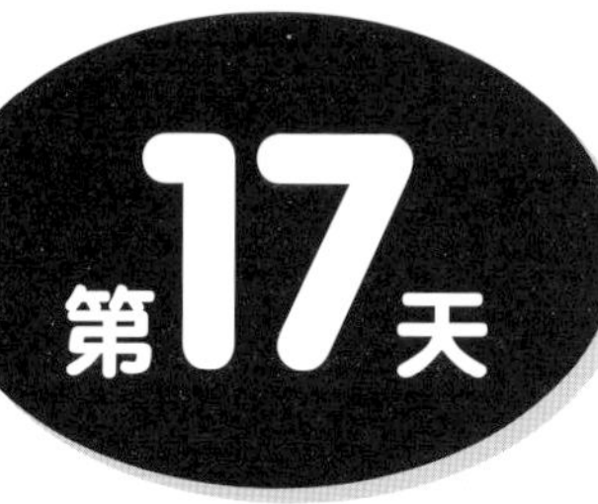

找出不一樣的

做法

①站在可以清楚看見圖形的位置。請不要動頭部，看著圖形。

②這4張圖中，只有1張和其他3張的圖形不一樣。請回答是哪1個英文字母的圖形。

限定時間：30秒

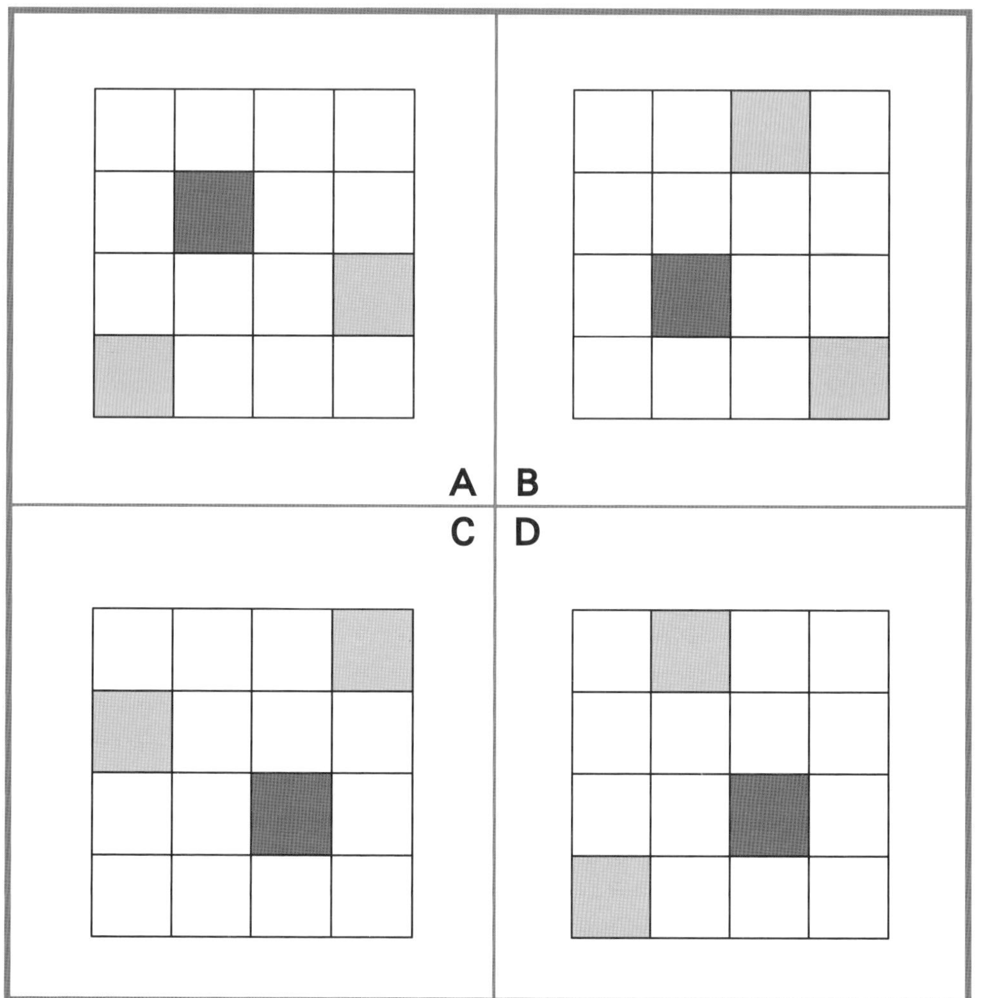

正確解答在第44頁

第18天 雙重殘影

做法

①這裡有富士山和浮雲的圖案。首先，看著富士山約30秒後，將視線移到下面的浮雲。之後，你會看見浮雲飄在富士山頂上。

※看不太到殘影的人，請延長看圖案的時間。

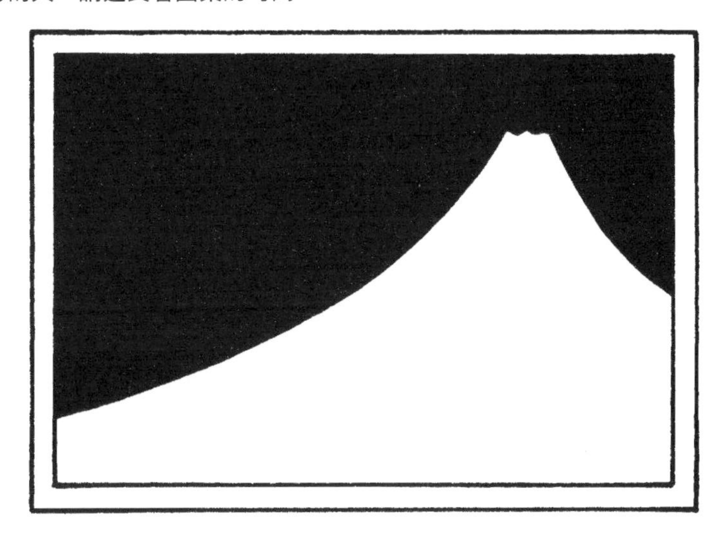

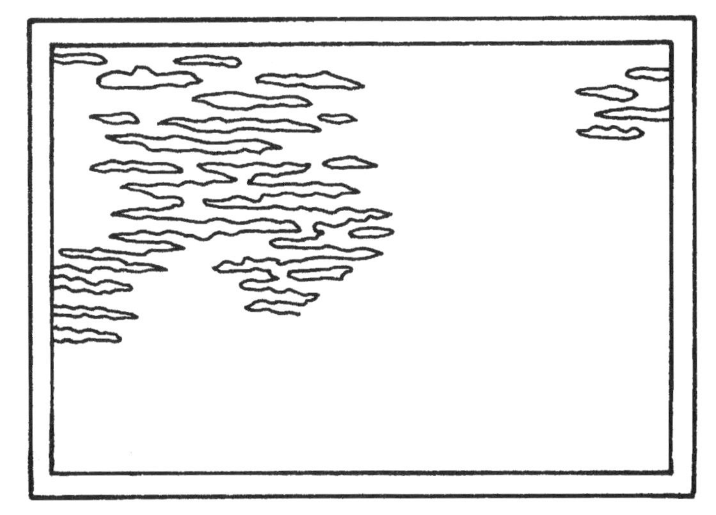

正確的顯影在第44頁

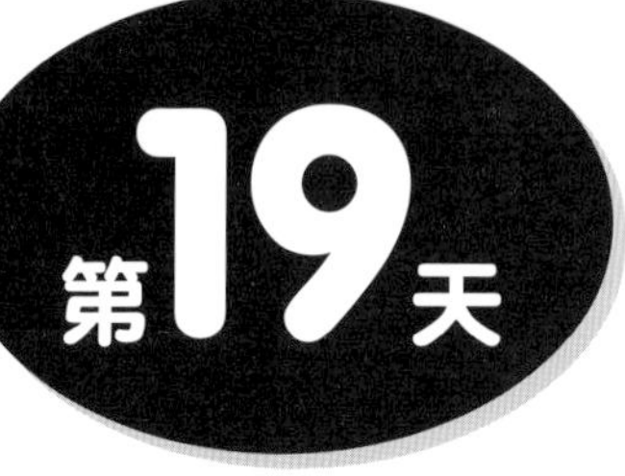

第19天 走迷宮

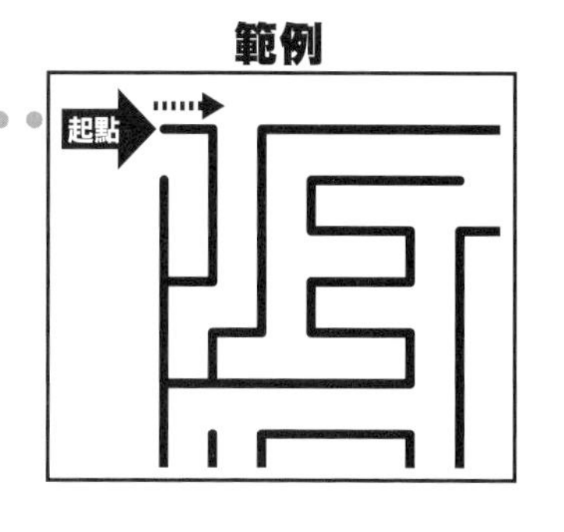

做法

①這個迷宮是要你用眼睛沿著實線走。要從上或下開始都沒關係。從起點開始沿線走，將另一個起點當作終點，朝它前進。請在30秒鐘內走到終點。

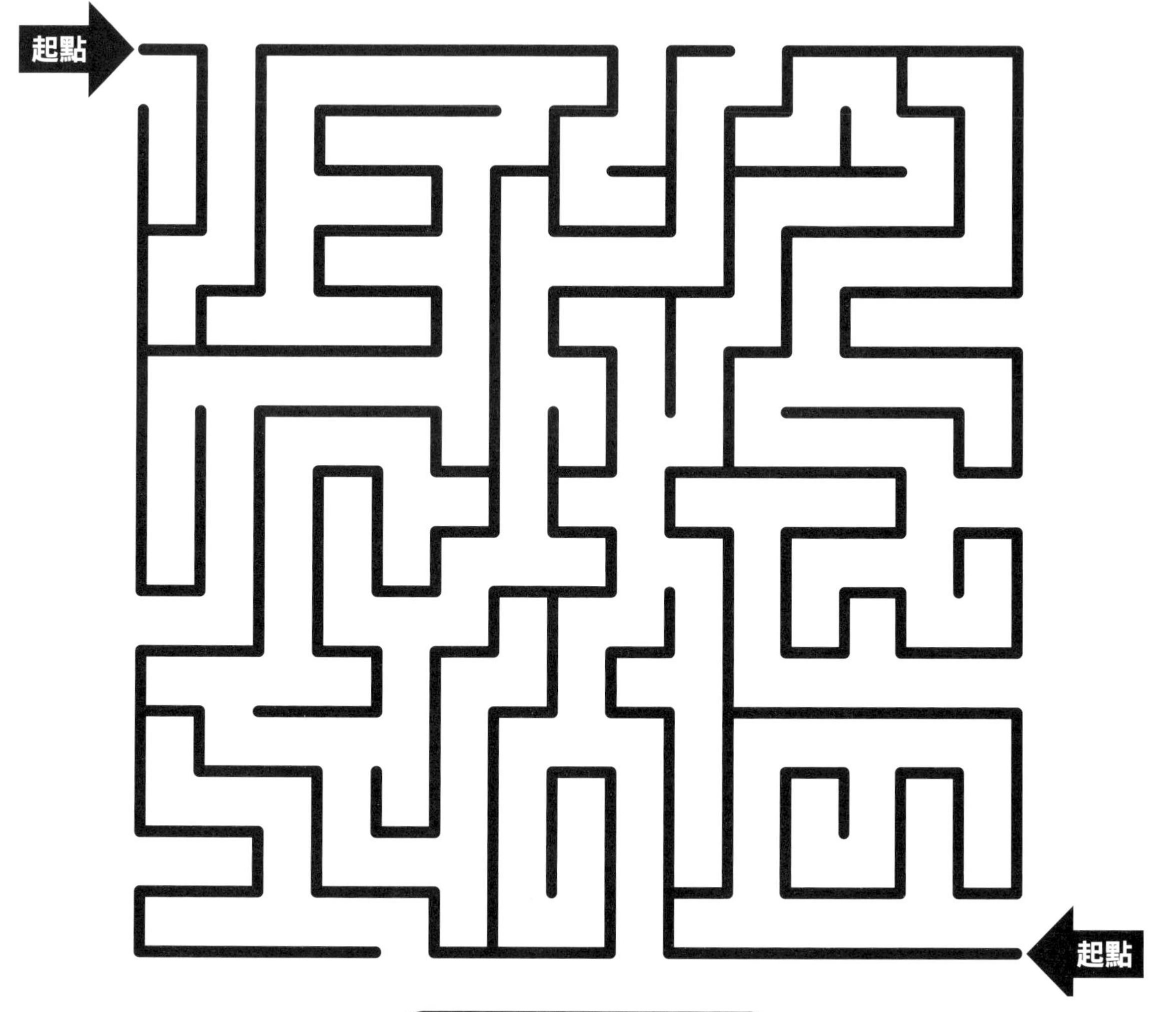

正確解答在第44頁

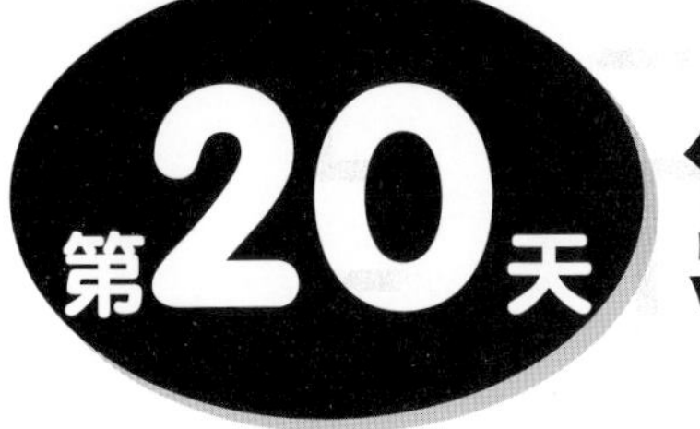

第20天 雙重殘影

做法

①這裡有梅花和撲克牌的圖案。首先，看著梅花約30秒後，將視線移到下面的撲克牌。之後，你會看見梅花印在撲克牌上。

※看不太到殘影的人，請延長看圖案的時間。

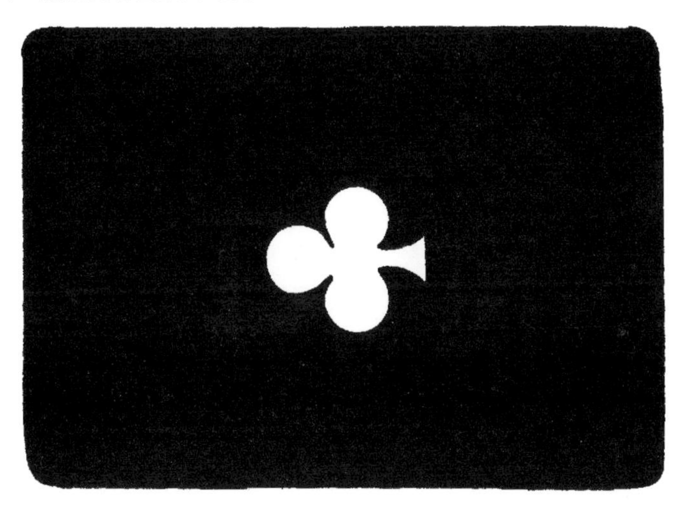

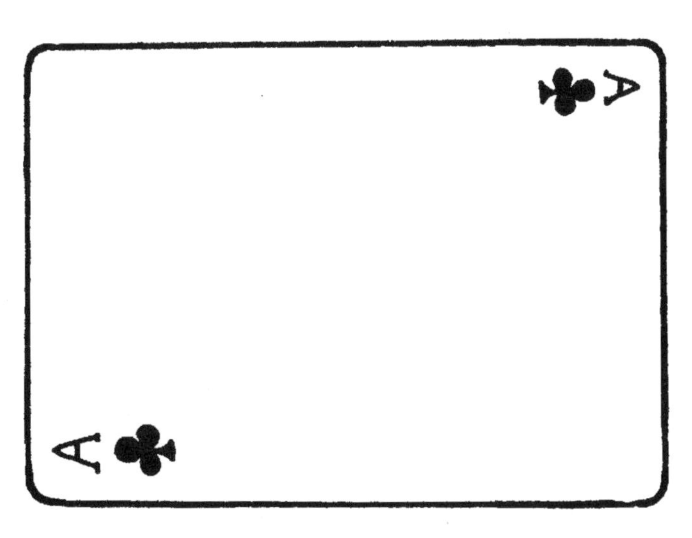

正確的顯影在第44頁

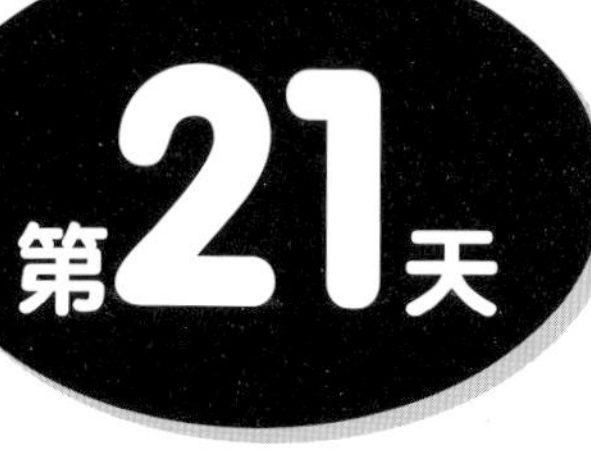

從散亂中找單字

做法

①站在可以清楚看見文字的位置。請不要動頭部，從以下的平假名中，拼出單字吧。

②請依序找出這些單字：「Cat」、「Bath」、「Bird」、「Swiss」、「Health」、「Lion」、「Summer」、「MRT」。※C、O、P、S、V、Z因大小寫相似只呈現一次。

③如果熟練後，就自己決定單字，並用眼睛來拼字吧。

Y D N q

t Z

x U

l

g y J

k n H

b

L j

a

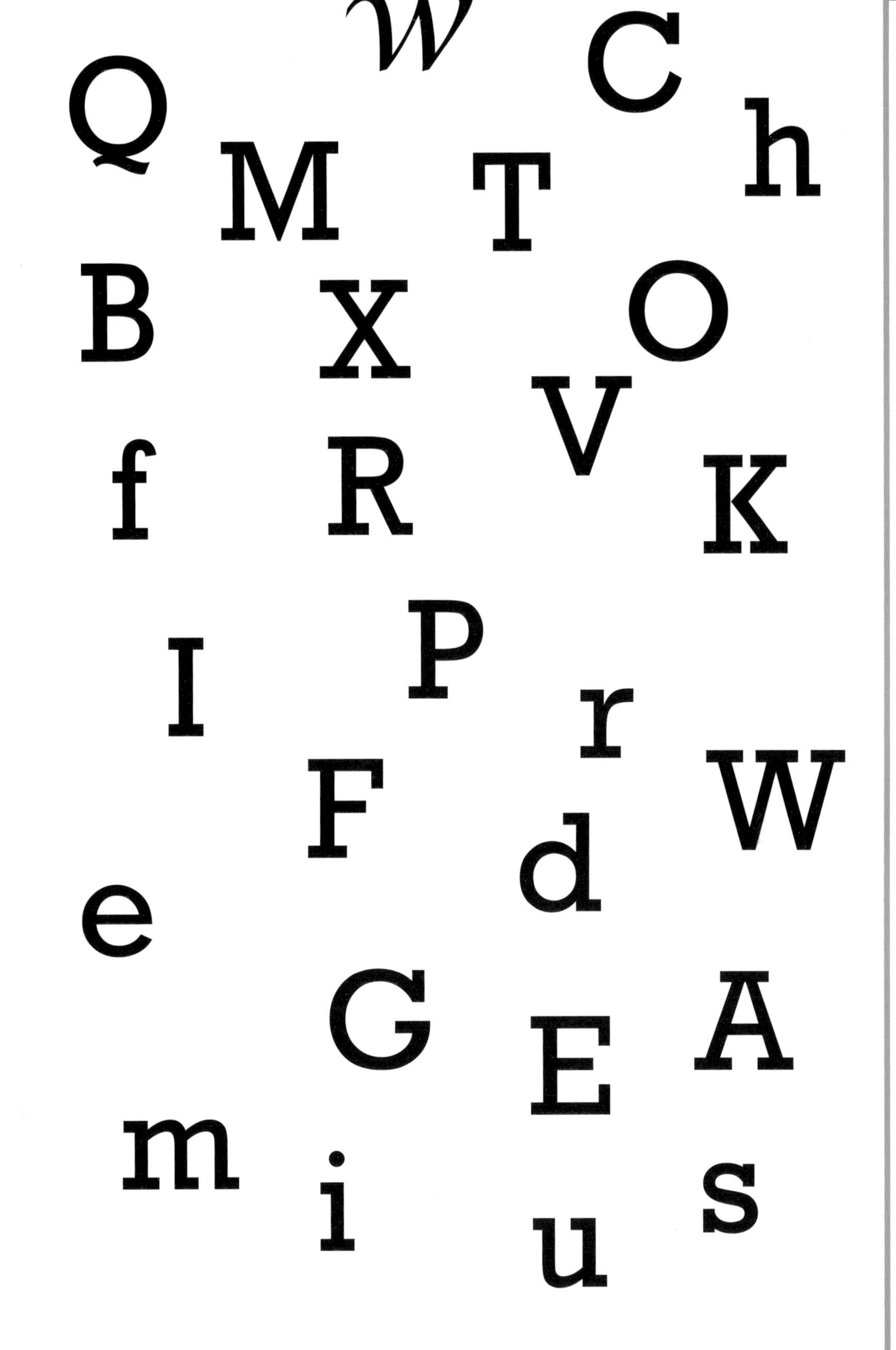
w
Q
C
h
M
T
B
X
O
V
f
R
K
P
I
r
F
W
d
e
G
A
E
m
i
s
u

鍛鍊眼睛與大腦的2種識別能力，也鍛鍊專注力

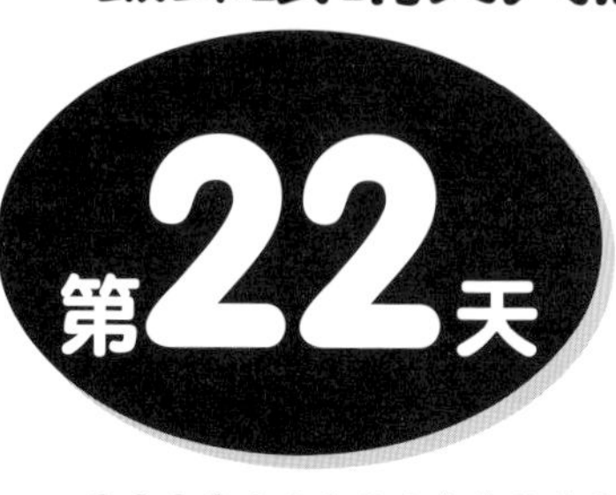

找出不一樣的

做法

①站在可以清楚看見圖形的位置。請不要動頭部，看著圖形。

②這4張圖中，只有1張和其他3張的圖形不一樣。請回答是哪1個英文字母的圖形。

限定時間：30秒

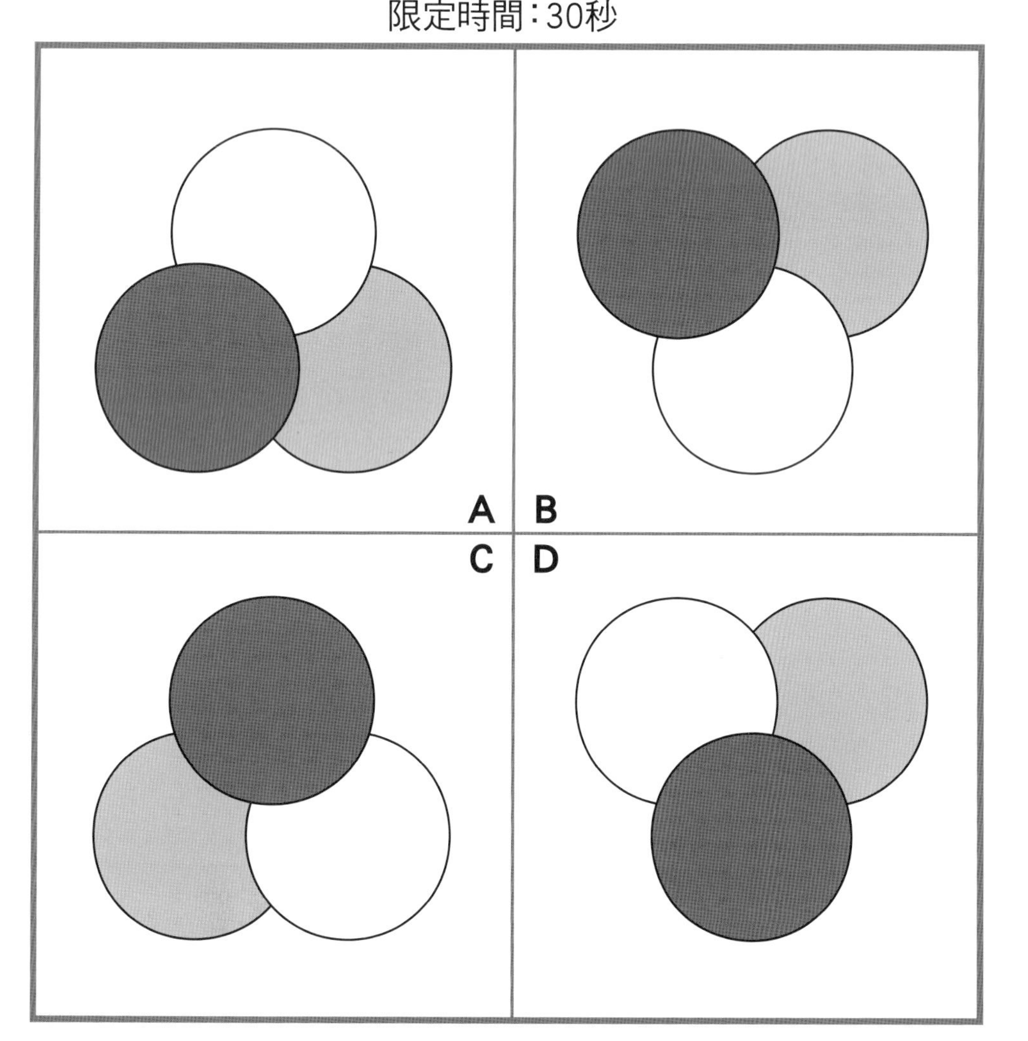

正確解答在第45頁

第23天 殘影的鍛鍊

做法

①緊盯圖片的中心位置，大約20秒。

②閉上眼睛，確認眼前是否浮現黑白顛倒的心型圖案。

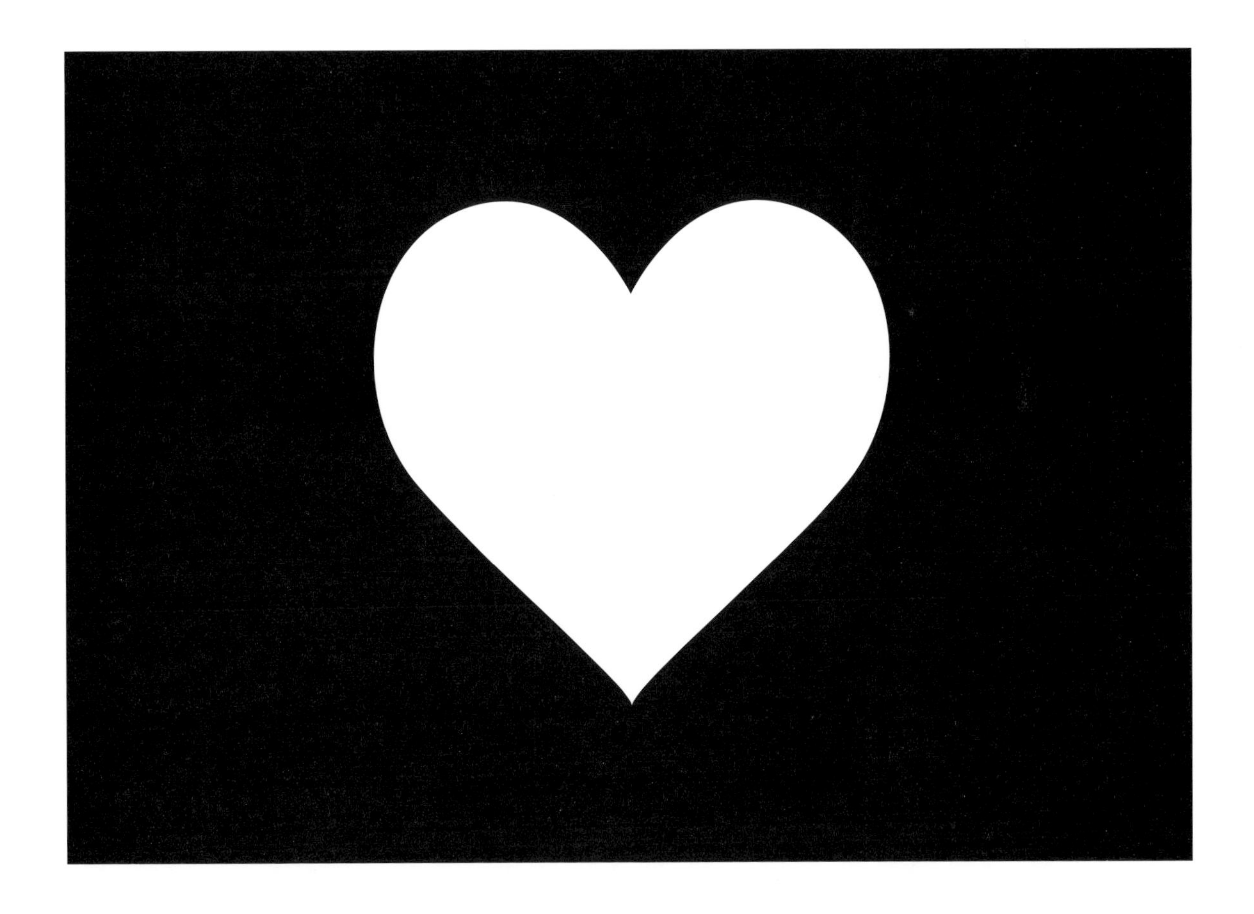

正確的顯影在第45頁

鍛鍊眼睛與大腦的2種識別能力，也鍛鍊專注力

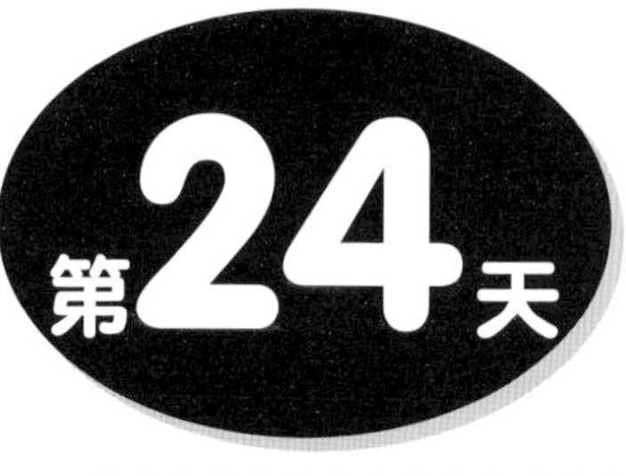

第24天 找出不一樣的

做法

①站在可以清楚看見圖形的位置。請不要動頭部，看著圖形。

②這4張圖中，只有1張和其他3張的圖形不一樣。請回答是哪1個英文字母的圖形。

限定時間：30秒

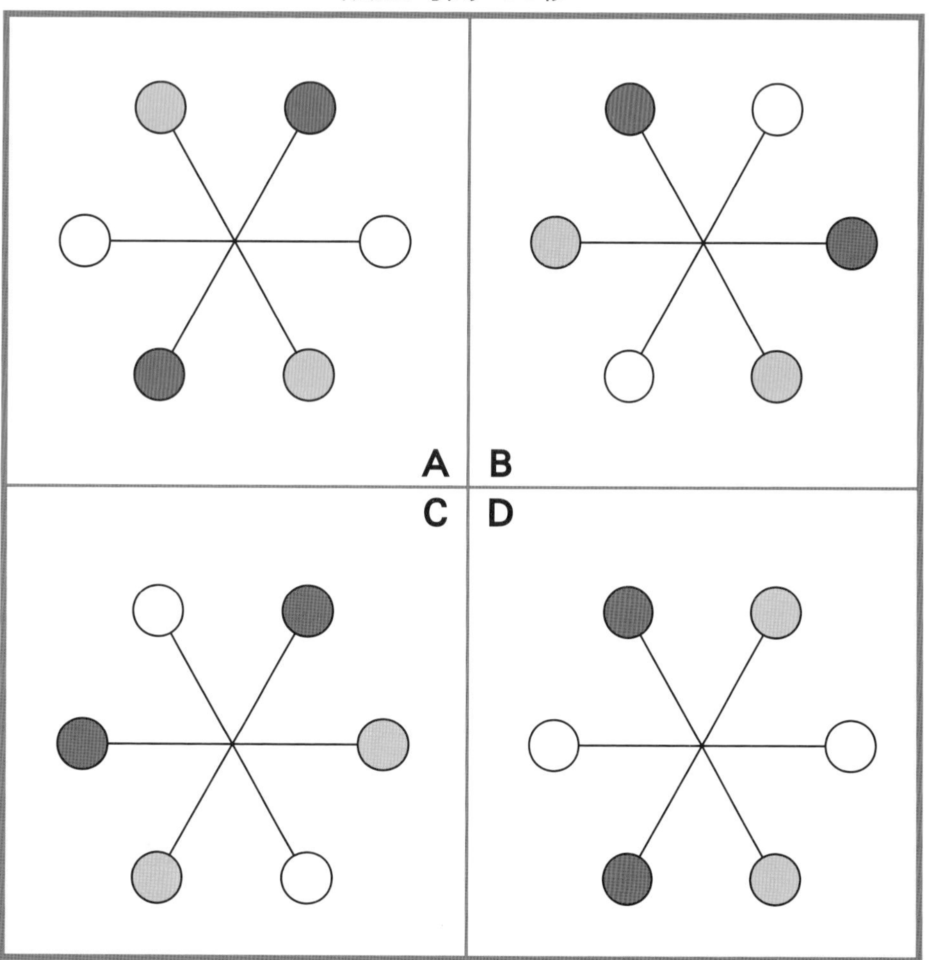

正確解答在第45頁

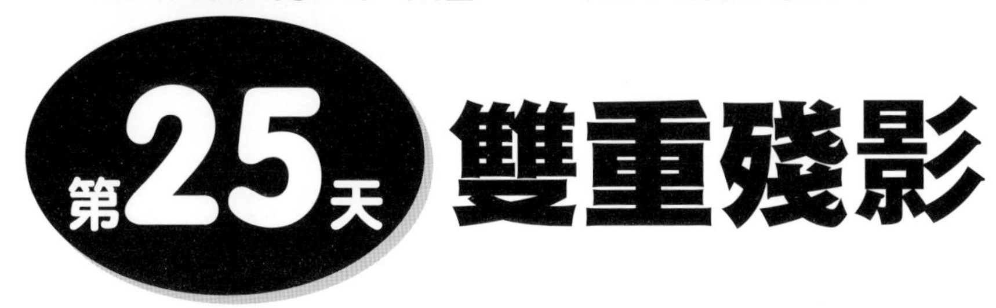

做法

①這裡有全黑的雪人和沒有臉的雪人。首先，看著黑雪人約30秒後，將視線移到下面沒有臉的雪人。之後，你會看見雪人臉上出現了五官。

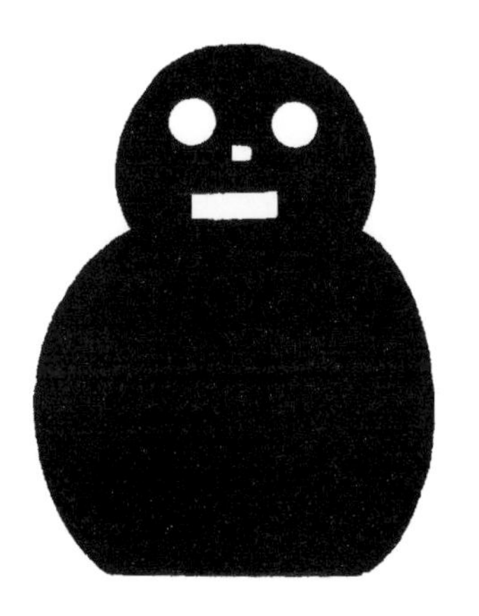

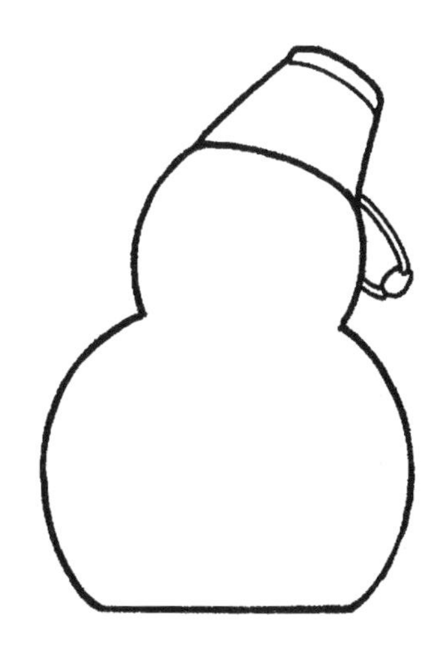

正確的顯影在第45頁

第26天 尋找數字

做法

①用眼睛從左上依序瀏覽這些4位數的數字，並數數看有幾個「9125」。

②如果熟練後，改從右下開始瀏覽，同樣找找看有幾個「9125」。

限定時間：1分鐘

9214 3583 5382 2094 9321 2319 8567

9125 9125 1582 4369 1825 9236

8903 7321 1901 5963 7829 4768 2340

8532 1582 7143 3653 8567 2108

9468 9123 5869 9658 2683 3671 4569

9125 3974 6496 9125 2382 9564

5621 7143 3285 9125 4358 7143 9325

7398 9867 9525 9932 1586 2367 9125

8923 9125 9156 1834 1295 3852 4358

7852 4520 2064 9125 2509 5732

1945 1008 3233 9230 3528 4225 9172

8320 9125 2610 9129 3219 2658 6496

8429 8323 5691 5219 4927 8924 9125

6125 3852 1920 3125 8776 9135 9115

2094 3854 8962 0112 6353 6219 7132

8164 9365 2124 3801 2426 9379 8133

6725 9927 9563 9124 9784 5397

7544 4928 8136 9725 9863 9125 3125

8369 2325 2537 3062 4330 1115

9125 3798 6792 9346 9125 7629 8362

9512 9251 9875 8729 6315 8572

7246 9551 9275 8193 1105 2021 9342

正確解答在第45頁

第27天 走迷宮

範例

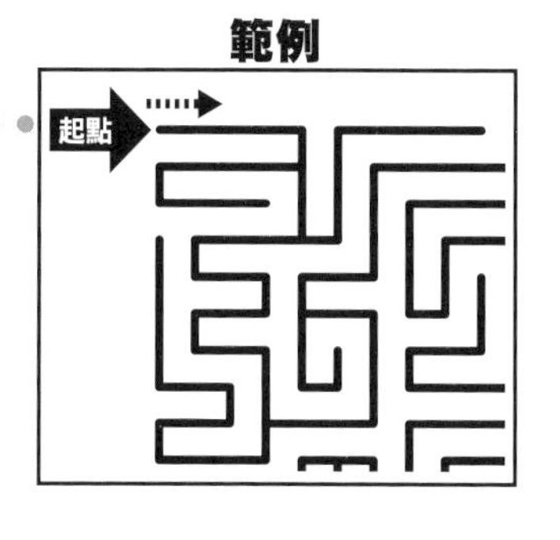

做法

①這個迷宮是要你用眼睛沿著實線走。要從上或下開始都沒關係。從起點開始沿線走，將另一個起點當作終點，朝它前進。請在30秒內走到終點。

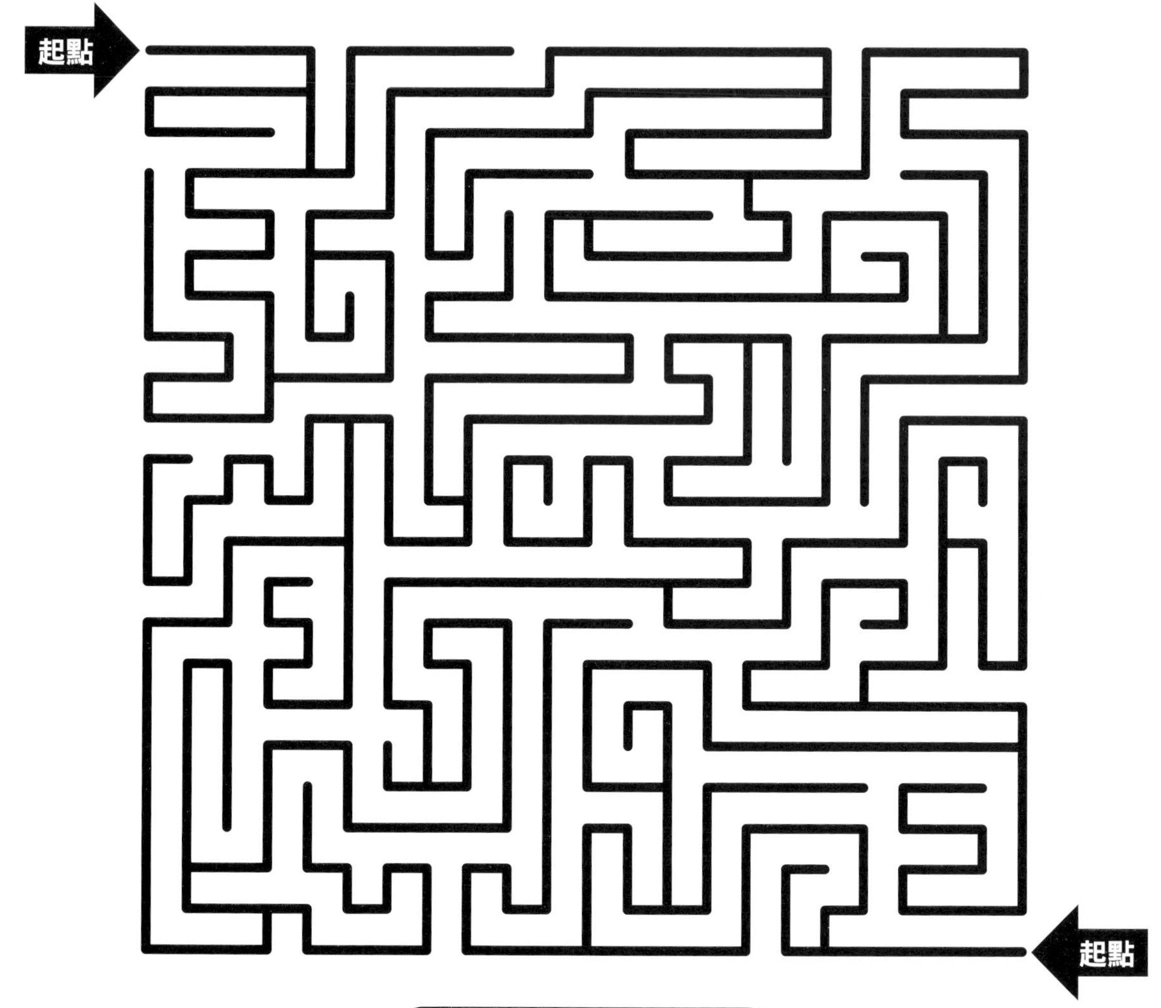

正確解答在第45頁

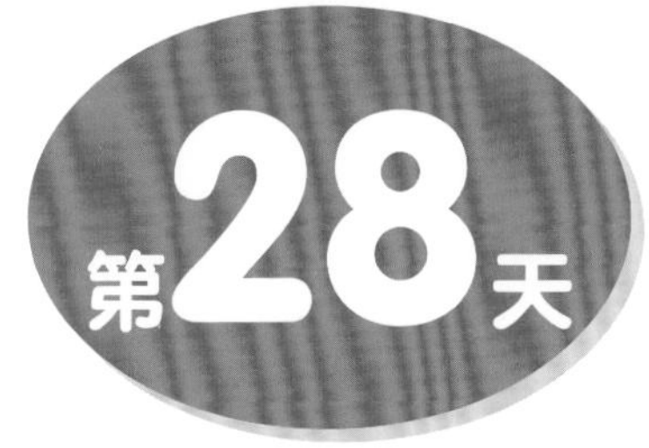

彩色殘影的鍛鍊

做法

①請不要轉移視線，緊盯著照片看30秒鐘，之後閉上眼。

②浮現在眼前的殘影，應該會是變得很漂亮的照片。

③無論怎麼做都看不到的人，請試著將看照片的時間延長為1分鐘。

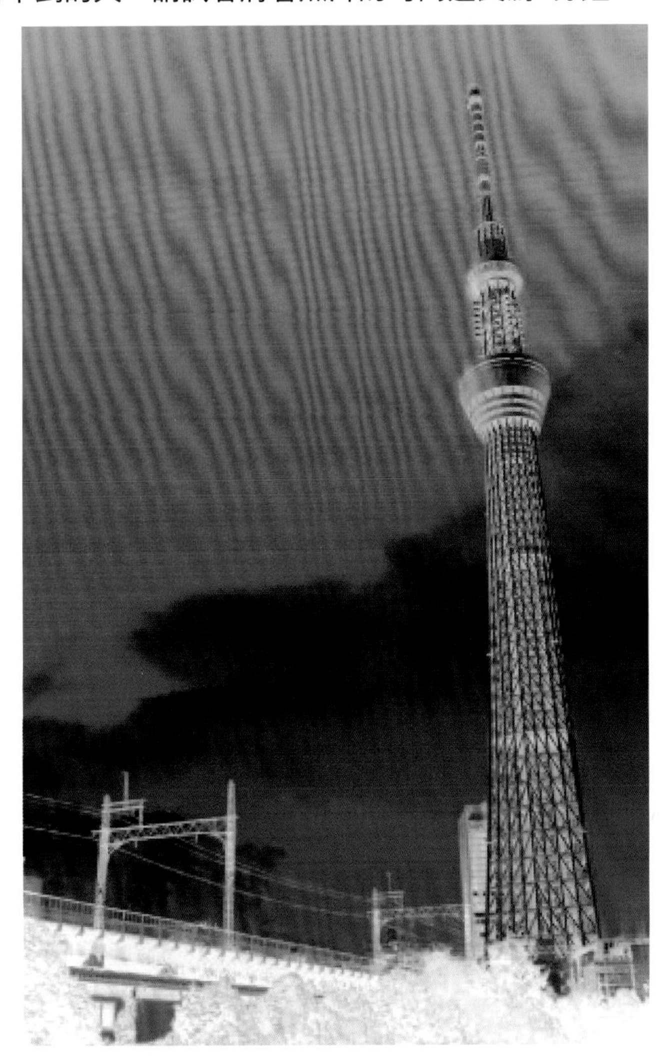

正確的顯影在第45頁

改善視力繪圖的正確顯影與解答

P8	P9	P10
P11 A	P17	P18 A
P19 B、E	P23	P25 A、D
P28	P29 E、G	P30 D
P31	P32	P33

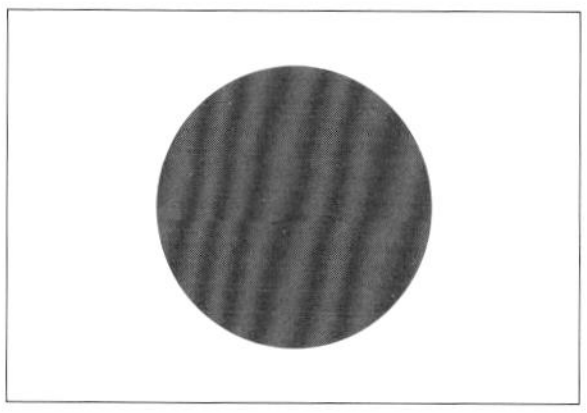

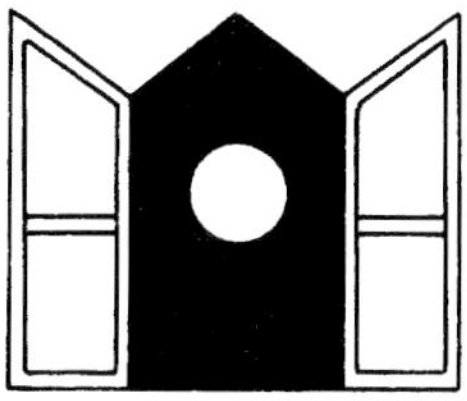

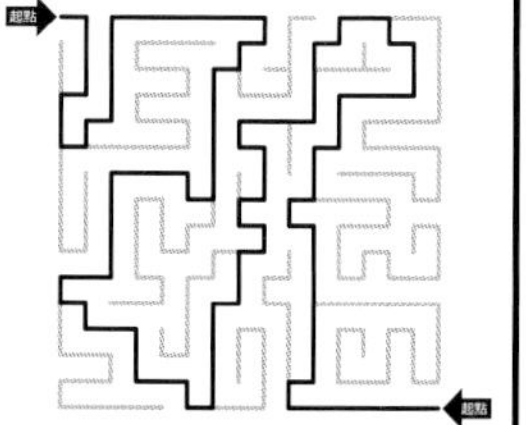

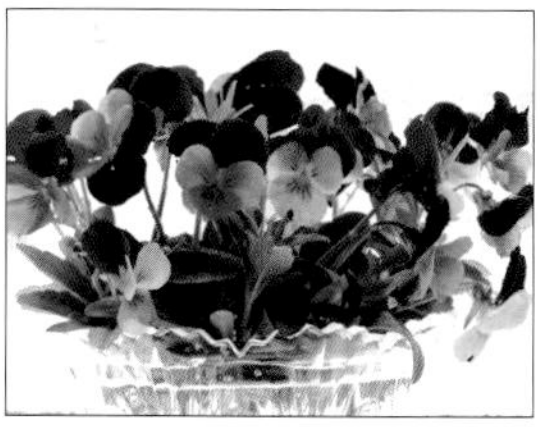

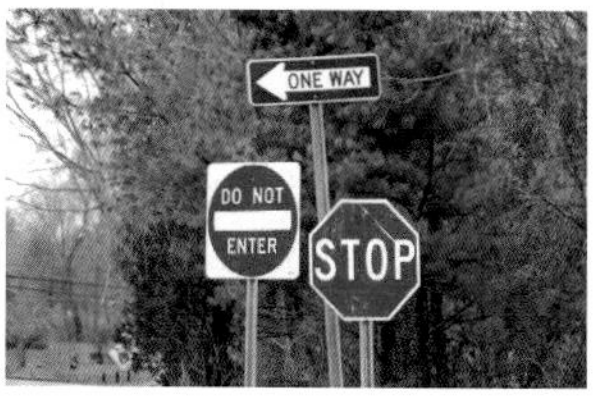

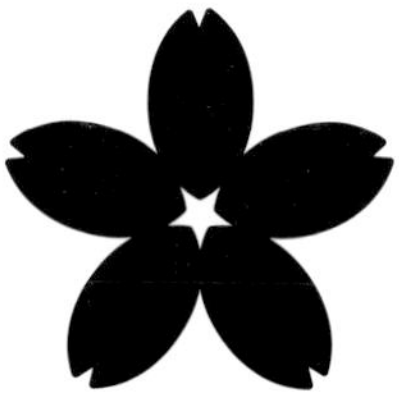

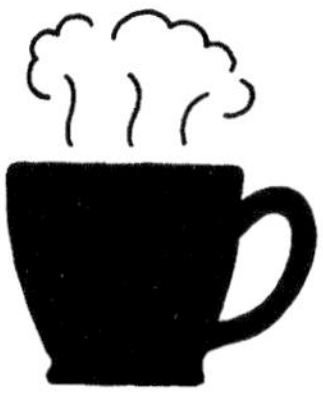

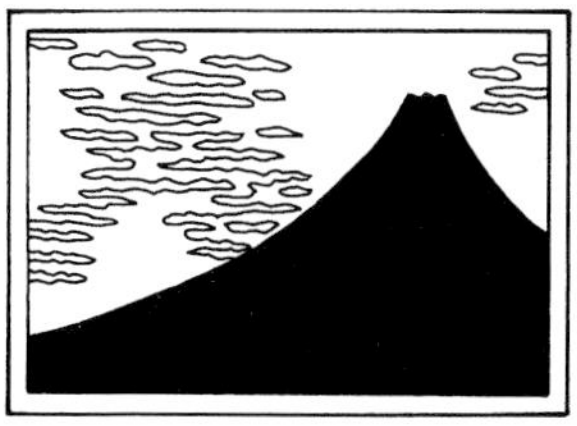

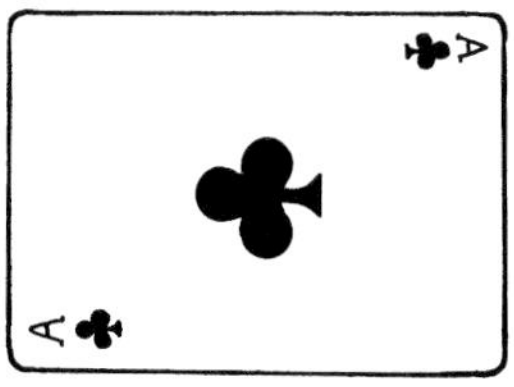

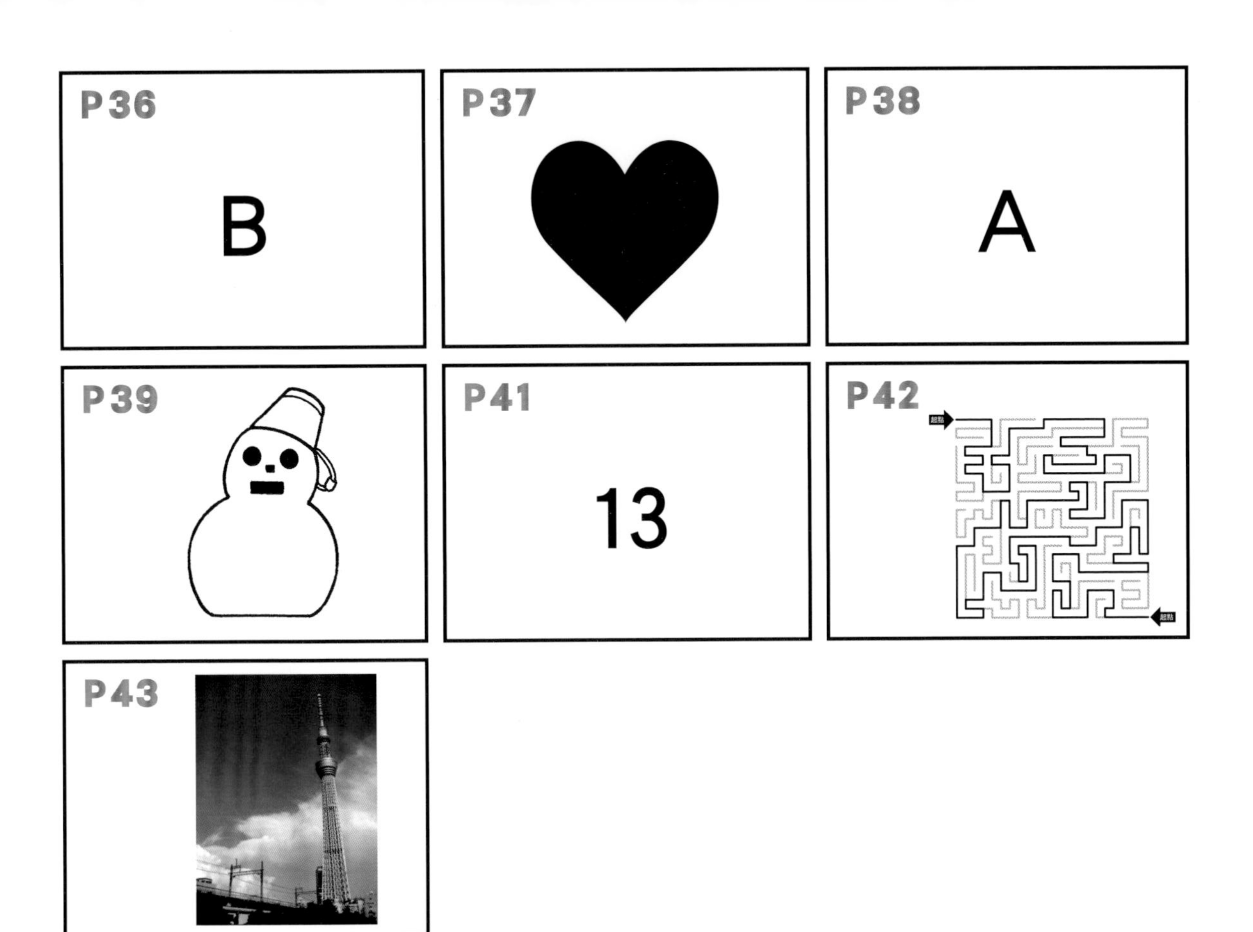
P36
B
P37
P38
A
P39
P41
13
P42
P43

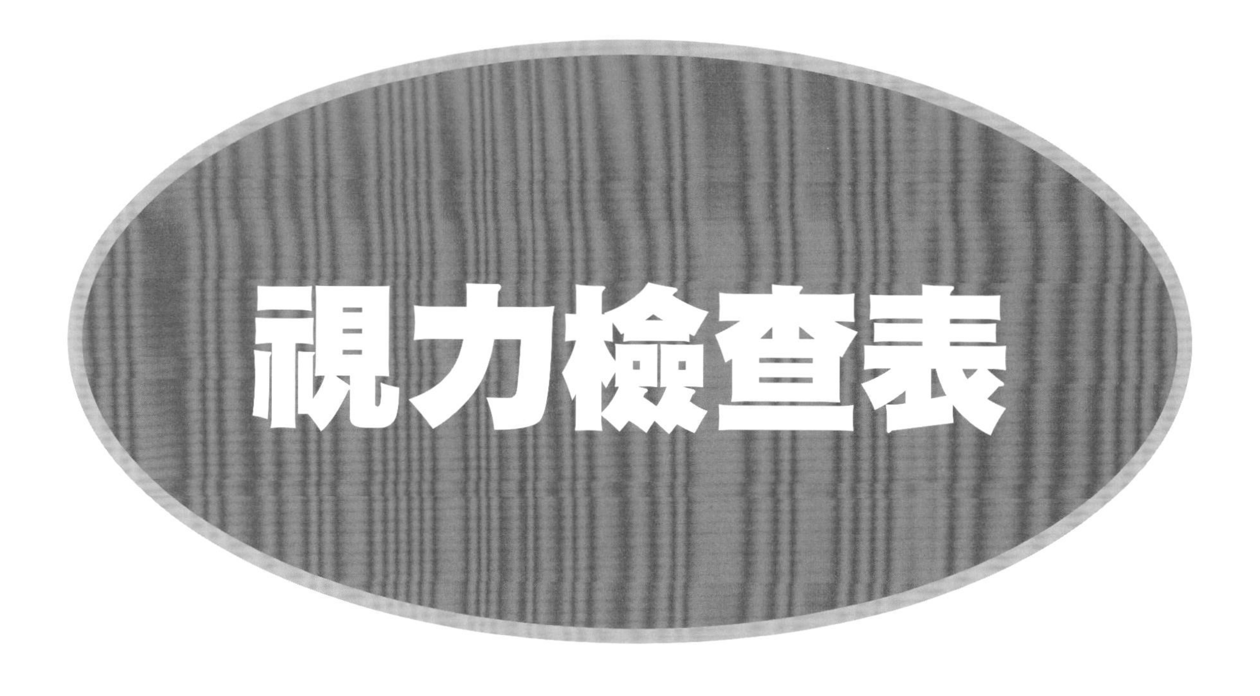

請與圖相距3公尺遠，用手遮住其中一眼來檢測。

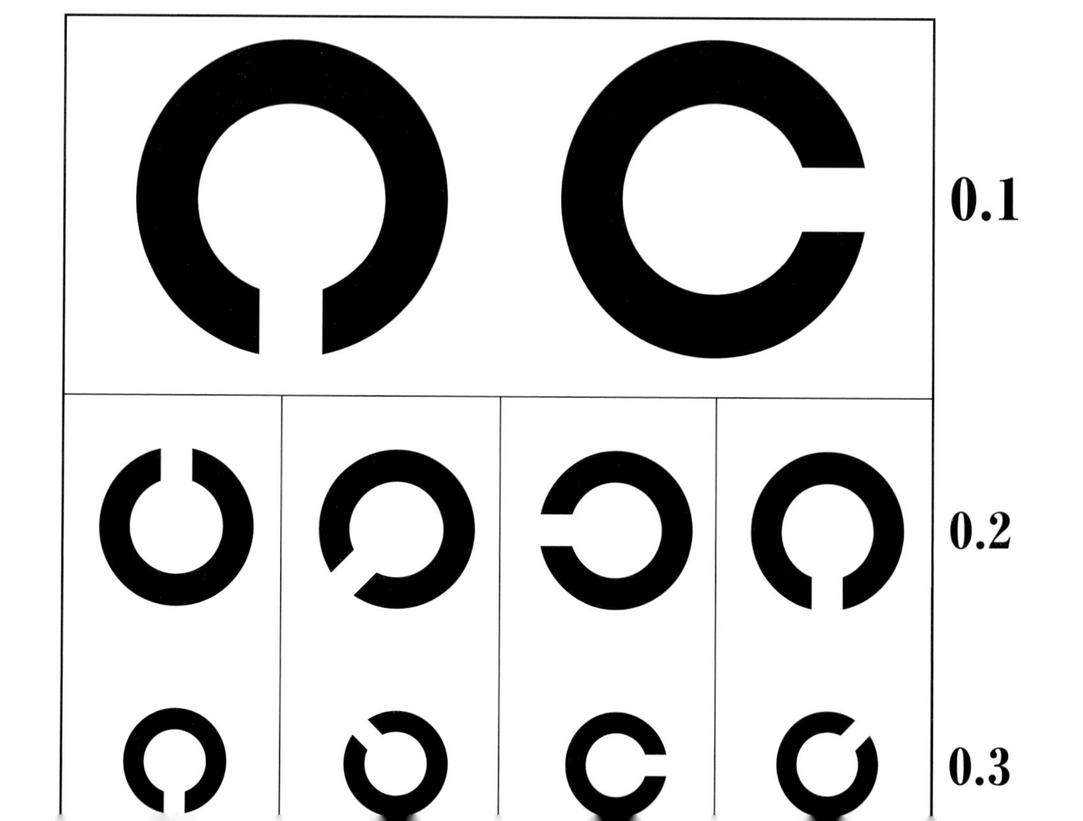

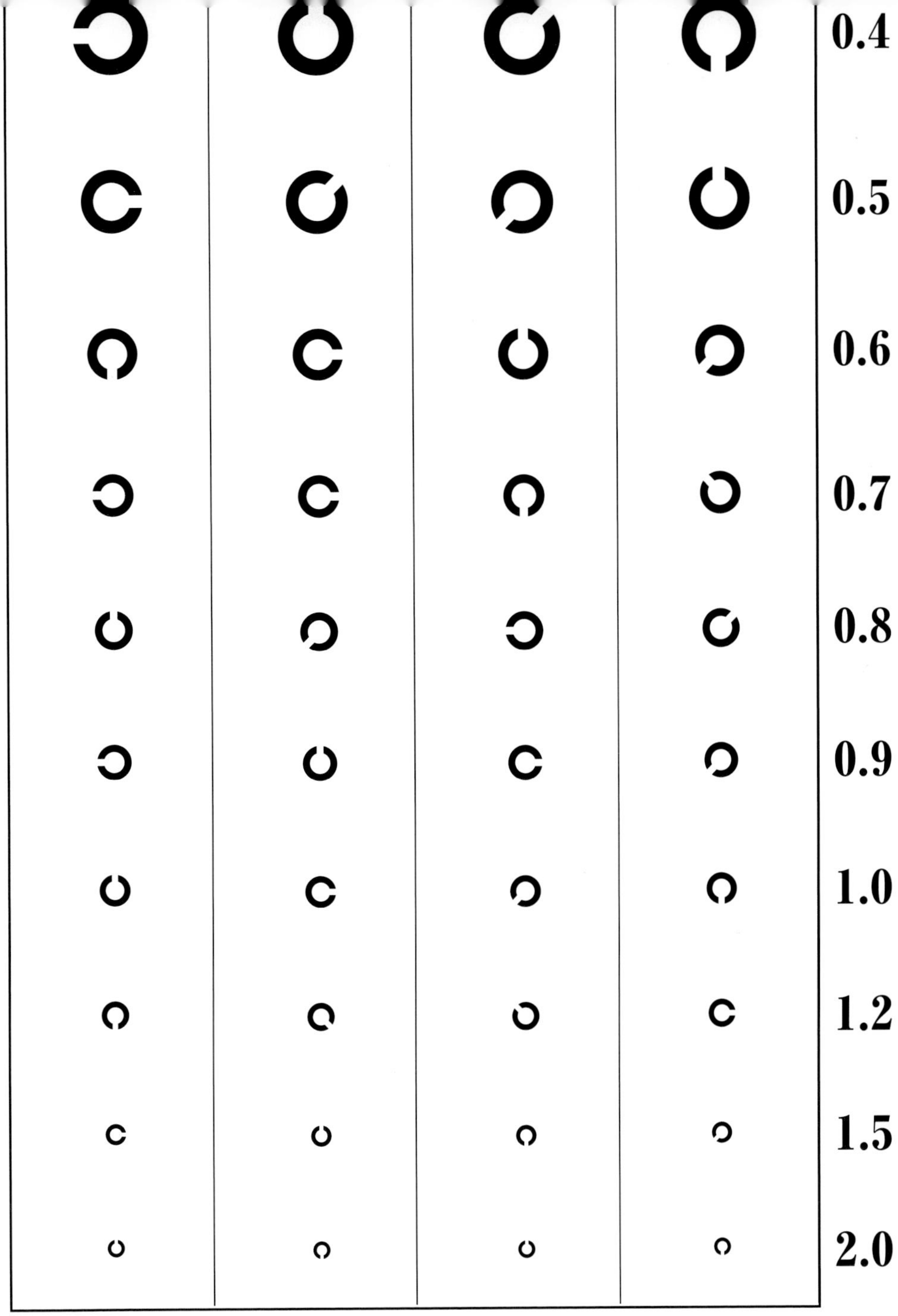

0.4

0.5

0.6

0.7

0.8

0.9

1.0

1.2

1.5

2.0

※這個表只是家庭用的簡略版。請一定要到醫療機關去進行視力檢查。

監修　山口康三
回生眼科院長

1981年畢業於自治醫科大學醫學部。曾任職於橫濱市立市民醫院、神奈川縣立厚木醫院等，1991年在栃木縣下野市開設回生眼科。現任日本綜合醫學會的副會長，該會設立宗旨為透過正確飲食以預防生病的「不生病的醫學」。

• 本書的內容曾刊載於日文月刊《健康》，經過重新編輯並加入新的素材後，彙整出版。
• 本書所介紹的方法，其成效會因個人體質而有所差異。萬一因為這些方法而產生不適的症狀，請立即停止。

日文版工作人員
裝幀／鳥居 満
內文設計／平野智大（マイセンス）
插畫／鳥居志帆
校正／菊池真由美（東京出版SERVICE CENTER）
編輯／佐々木千花（主婦之友INFOS情報社）

改善視力＋集中力UP！給兒童的每日護眼操
2015年12月1日初版第一刷發行

監　　修　山口康三
譯　　者　李宜萍
編　　輯　劉皓如
美術編輯　陳思詠
發 行 人　齋木祥行
發 行 所　台灣東販股份有限公司
<地址>台北市南京東路4段130號2F-1
<電話>(02)2577-8878
<傳真>(02)2577-8896
<網址>http://www.tohan.com.tw
郵撥帳號　1405049-4
新聞局登記字號　局版台業字第4680號
法律顧問　蕭雄淋律師
總 經 銷　聯合發行股份有限公司
<電話>(02)2917-8022
香港總代理　萬里機構出版有限公司
<電話>2564-7511
<傳真>2565-5539

Printed in Taiwan, China.

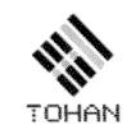